元宇宙医疗

栾国明　鲁晓寅　薛少华　著

中国出版集团

中译出版社

《元宇宙医疗》编委会

卷首寄语

当今世界正在信息化的道路上飞速向前,"新能源""新算力"离我们的生活越来越近。医学更是如此,AI 辅助诊疗、机器人手术操作等深具科幻感的技术逐渐落地。未来将至、未来已来。如此飞速向前的当下不免让人产生诸多困惑。

在众多新概念中,"元宇宙"被视为最为宏大、也最难以捉摸的一个。《元宇宙医疗》一书从医疗视角出发,展望"元宇宙"的样貌,探讨了"元宇宙"在医学领域的应用前景。正是站在当下的山巅,眺望未来的一角,为我们提供一些布局未来的线索与提示,帮助我们进行布局未来的思考。

希望我们能在这本书的"小宇宙"之上产生思想的共鸣,汇聚出思维的"大宇宙"。希望在我们的共同努力之下,能更快地步入未来,为我们国家、社会乃至世界尽出一份绵薄之力。

——李世绰

中国抗癫痫协会创始会长

神经流行病学及神经外科学教授

目录

第六章 元宇宙终极入口：从人类、赛博格到数字生命

第一章

时光机

第一节　元宇宙与未来

一、元宇宙迷思

在数字空间、数字世界里，人们以数字的形式完成交互，足不出户进入各种场景成为轻而易举又颇具成效的事情。什么是元宇宙？畅想元宇宙的医疗发展，必须从元宇宙的定义说起，正如只有在一张确定的画布上才能勾画出心之所想的作品。定义"元宇宙"——这个产生于游戏、电子领域的概念，看似不应该是一个医生、一个工人、一个农民的工作。但我们存在于这个世界上，这个世界的一部分就由我们所创造。对于那个未来可能会吸纳我们所有人的元宇宙，创造它的不应是某个个体，而应是我们所有人的需求。

当前对于元宇宙的定义仍然是模糊的，对元宇宙的需求仍然是模糊的。作为 2021 年全球科技界最新热词，现实世界与虚拟世界交汇融合的全新生态，它给予了人们数字颠覆下更丰富的想象空间。我们不妨先简略地看看这段时间元宇宙中都发生了什么。

1992 年科幻小说《雪崩》问世，元宇宙（Metaverse）被创造。在小说描绘的世界里，人们通过"虚拟化身"（Avatar）活动于虚拟世界之中，这样的虚拟世界就是元宇宙。

在《雪崩》为人们勾勒出元宇宙后，林登工作室参照小说，结合想象推出了大型虚拟环境《第二人生》，这是元宇宙"现实化"的早期一步。随着技术跃迁，如今的元宇宙已不止步于《第二人生》。

2018 年，电影《头号玩家》上映，其被认为是元宇宙的更形象描述，在电影中观影者切实感受到了人们是如何在虚拟世界中"无所不能"的。在"虚拟世界"中尽情驰骋似乎就是我们应该在元宇宙中所进行的活动。

2020 年，美国人气歌手特拉维斯·斯科特（Travis Scott）在游戏《堡垒之夜》中举办虚拟演唱会，总人数超过 1230 万的玩家同时参与。它向世界展示了元宇宙的容纳能力。

2021 年被认为是元宇宙元年，这一年中似乎所有与信息相关的新技术都变成了元宇宙。这一年，被认为是"元宇宙第一股"的沙盒游戏平台 Roblox 在美国纽约证券交易所上市，首日市值便突破 380 亿美元。其最被人津津乐道的是由平台化的产品、VR（Virtual Reality，虚拟现实）加持下 2D/3D 交互体验以及基于平台虚拟货币所形成的经济体系。随后其给出了元宇宙的八大要素——身份、朋友、沉浸感、低延迟、多元化、随时随地、经济系统和文明。在此，"平台化"的"虚拟空间"似乎被提炼成了元宇宙的特点。

随后，美军向微软公司大量采购 HoloLens 2 MR 头显设备，谷歌大会公布 Starline 3D 视频通话技术，大型社交平台公司 Facebook 更名为 Meta，英伟达推出定向帮助虚拟人物形象设计的"全宇宙虚拟化身"（Omniverse Avatar），耐克和迪士尼等行业巨头纷纷宣布进入元宇宙领域，甚至韩国首尔宣布将成为第一个加入元宇宙的城市，这些事件都似乎在用行动推动着虚拟世界的建立。

但是这个元宇宙里充满了违和感。这个元宇宙世界是我们每个人都必须参与的吗？这些"平台技术""交互技术"如果不依靠元宇宙就无法存在了吗？这个元宇宙到底解决了我们生活中的什么问题？正如第四代移动通信技术（4G）问世之初，在大多数人的设想中它只是让自己看网页的速度变快一点、看视频的速度变快一点，甚至移动通信公司推行 4G 的一些做法还引起了不少人的反感与抵制。但随着对于视频通信、移动支付、网络购物、远程办公等需求的发掘，一个个诸如外卖点餐、直播消费、网络教育、共享经济的巨大行业被建立，以手机为代表的移动终端成了生活中最重要的物质资料，几乎没有人能离得开 4G 后，大家开始期盼 5G 能带来新的革命。新技术、新概念问世之后，开发者只能够给出其发展的可能性，真正决定其走向的，是这个社会的需求。只有真正解决社会发展需求的技术才能得到保留和发展，才会变得与社会中的每个人息息相关。我们早已接触过"虚拟平台"，只是通过 VR、AR（Augmented Reality，增强现实）等技术让之变得丰富，变成那个如游戏所描述的赛博朋克世界，并不能触动我们所有人的神经。要想更好地理解虚拟化与超链接的元宇宙世界，游戏世界是当前最佳、最具象的途径。

为什么是游戏

技术层面的跃升

元宇宙定义的虚拟世界与现实世界并不是割裂的，而是融合的，因此，需要依托技术将现实和虚拟世界联结。在技术层面，电子游戏产业有着得天独厚的优势。电子游戏是实现现实与虚拟世界结合的最佳途径。无论是展示方式还是互动方式，电子游戏均有着无限的可扩展性，从最早期的阴极显像管到目前的虚拟现实技术，参与游戏的方式也从最早的转盘操作逐渐进化到动作捕捉。随着技术的进步，电子游戏逐步向着模拟现实的方向发展。作为数字时代极具活力的业态，电子游戏技术已成为数字经济发展的重要引擎。元宇宙是电子游戏发展到一定阶段的呈现方式之一。

元宇宙作为一项数字产业，需要通过电子学产品来处理数字语言，因此半导体基础设施必不可少，并且已经被广泛应用于人工智能（AI）、VR 等技术，庞大的游戏玩家对游戏体验有着较高的要求，这一群体有效推动了芯片产业的发展，而图像处理设备（GPU）作为半导体的重要部件，与元宇宙密不可分。图像视觉信息在游戏中同样处于不可替代的地位。在游戏产业的推动下，GPU 的性能每年正以倍速发展，其高性能计算、人工智能计算和光线追踪技术将会越来越多地被应用到除游戏之外的智慧医疗、生命科学、虚拟现实、增强现实等领域。

游戏世界具有拟真化特征，使其成为现实的底层逻辑就是游戏引擎，可以说游戏引擎是构建起所有硬件互动形式的根基。在游戏引擎发展的 30 年中，其经历了从 2D 到 3D 的迭代，标志着游戏底层质量的飞升。作为电子游戏的关键技术之一，游戏引擎决定了游戏的建模、动画、光影效果、物理系统、渲染效果等，支撑着游戏创作与游戏运行。

国际最为知名的游戏引擎 Unreal（虚幻引擎）、Unity 等，均是在游戏行业使用多年，技术十分成熟、运用程度很高的引擎，是国际公认的最强引擎，其在游戏开发方面也是适配性最好，物理效果最佳的引擎。在高效引擎技术的加持下，科学家发明出多种可利用在元宇宙、VR、AR 等方面的技术，如类人形骨架的反向动力学解算方法、表情动画制作方法、游戏场景的生成方法等技术，能够更好地帮助开发者在游戏中还原现实场景，还原人物动作及形象。综合医疗技术能更好地模拟环境，为医疗提供极大的便利，也能让患者拥有更好的医疗效果。

游戏技术是以丰富和提升人的交互体验为主要目标的功能性技术集群，以互动性、模拟性和解决问题的特性，助力多种应用场景的实现。游戏制作者正在通过 AR、VR、MR（Mixed Reality，混合现实）交互技术开发更沉浸式、更开放、更自由的探索形式，在处理器的高速运转下提供即时且真实的交互体验。据市场研究机构 CCS Insight 预测，进入 2024 年，VR、AR 等元宇宙设备的出货量将达到 5500 万台，相关市场将出现高速增长。目前头显研发领域的一个重要的课题就是轻薄化。从 1968 年美国计算机图形学之父伊万·萨瑟兰（Ivan Sutherland）开发出世界上第一个 VR 头盔显示器至今，头显设备已经实现了体积上的大幅度缩小，但如何通过缩小设备体积、减轻重量以及降低功耗来提升有长期游戏需求的玩家的体验，仍是目前各大厂商研发的重中之重。

XR（Extended Reality，扩展现实）在持续丰富着人类感知与认知世界的方式。与前文提到的 AR、VR、MR 相比，XR 更像是一种涵盖性术语，它包括 AR、VR、MR 及其他相应的硬件、软件、方法和体验等。同时，XR 进一步模糊了和虚拟世界与现实世界的距离，传递的信号也不局限于视觉和听觉，还能调动嗅觉、触觉等多项感官系统，打造更强的沉浸感。而游戏所创造的虚拟世界所能提供的乐趣，足以让玩家尽可能多地投入精神力量，连通大脑中的想象空间（图 1.1）。

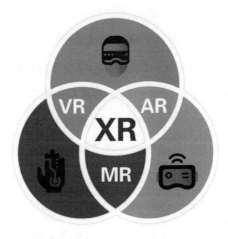

扩展现实

图 1.1　扩展现实

注：原图由陈玮琪提供。

近年来，诸多厂商都在尝试进军 XR 领域，其中不乏国外在游戏领域颇有话语权的索尼等大型企业。同样，国内互联网大厂腾讯也于今年创建了 XR 部门，为布局元宇宙创造技术条件；上海市政府发布《上海市培育"元宇宙"新赛道行动方案（2022—2025 年）》，其指出在交互终端层面，要加快发展一批 AR、VR、MR、全息显示和体感设备终端，为相关技术的突破提供了政策层面的支持。据市场相关预测，扩展现实（XR）市场规模预计五年内复合年增长率为 34.94%。置身增速最快的亚太地区市场，中国自然也不会缺席。可以预见，无论是在游戏等新兴互联网行业，还是在教育、交通等传统行业，未来对 XR 技术的应用都将屡见不鲜。

游戏技术具有可交互、高仿真、强沉浸、实时渲染等特性，成为推进"数实融合"发展的重要技术工具箱。在交互技术、游戏引擎渲染技术等一系列游戏产品能力的护航下，信息传输的损失会尽可能减少，为用户提供相应的临场感。

身份的延伸

一个老生常谈的问题，"你是谁？"仍处于对话的最前沿。

在进入虚拟空间之前，我们已经走进了数据时代。可以通过我们的面容、指纹、心跳、呼吸、步态等来做个体的唯一识别，结合地域、外表等现实元素，构成现实世界中人的物理身份。随着 Z 世代与千禧一代成为互联网的主导，"自我意识"态度逐渐觉醒。互联网身份将人们在互联网上的一切碎片拼凑成完整的个体行为，如你搜索了什么，买了什么，以及发表了什么。它建立了初步的虚拟领域。

元宇宙创立的是虚拟领域的延伸，同样基于用户建立，不同于既定的社会性秩序，元宇宙允许人物尝试体验一种新的存在方式。它可以是现实世界中身份的延伸与想象，又或是无关现实的个性化表达，这被称之为"数字分身"。在如今的数字浪潮中，数字分身是实现用户虚拟身份感与沉浸感的保障。人们会像《雪崩》中描述的"虚拟化身"，以这一分身感受多元化的互动探索，如跑、跳、飞行等，以第一人称、第一视角的形式实现同虚拟世界中环境的互动，遨游在元宇宙中。这与游戏高度一致。

游戏世界相当于一个更具包容性与多元化的数字国度，随着游戏变革的发生，人们已经习惯于在线上构建一个虚拟生活形态并完成有序、有效的互动方式。玩家从进入游戏世界开始，就需要根据自己的观念、自身定位等因素创建独立的游戏身份。心理学家荣格（Carl Gustav Jung）曾提出"人格面具"的概念。人格面具是人们为了面向社会与集体而设定出来的，一个面具就反映了人格的一个侧面，其形成普遍且必要。从这一角度来看，元宇宙中的身份与人格面具有一定的相似性。在互联网时代，人们热衷于隔着网线与屏幕打造"人设"，目的同样在于让他人看到理想中的自己。从心理学的角度出发，"人设"又何尝不是一种新时代下数字化的虚拟人格面具。一个功能良好、佩戴得体的虚拟面具能让用户在游戏中产生更强的自我认同感和沉浸感。网络化更使游戏跨越了地域限制，让玩家可以脱离物理环境的束缚，汇聚在虚拟环境当中，在虚拟身份的保护下得以更广泛地交流、协作以及天马行空。不仅如此，现实世界的人从物理世界进入元宇宙的虚拟世界，在这个世界中重塑一个新的自我，即在表达一种探索新身份的愿望。它可以高度还原现实，也可以完全颠覆现实，全面树立个性化的新身份，并且得到认可。在技术的底层支撑下，这层身份承载着元宇宙内的信息、社交关系、资产、经验及数据，并以此实现人与人、人与机器的系列交互。

内容层面的百花齐放

如上文提到的，一个新生态运转的关键是海量的数字内容支撑，内容的数量和质量是吸引用户持续在生态中活动，并推动生态更迭的重要因素。随着信息爆炸时代的来临，以Z世代为代表的用户个人表达诉求也在逐渐上升，用户对于内容的个性化、丰富度及交互性都有着更高的标准，只靠平台拥有者提供内容已逐渐无法满足市场。为此，游戏产业率先从专业生产内容（PGC）发展至用户生产内容（UGC），鼓励玩家在虚拟世界的土壤中创作与表达。在《罗布乐思》（Roblox）中，已有大量玩家在该平台创造有独立价值及视角的内容，基于此也产生了新的社交方式。然而，专业性的创作要求仍使较多创作者望而却步。

2022年，深度学习的进一步创新催生出了人工智能生成内容

（AIGC）这一工具，它不仅解放了人类的创造力，也加快了内容的生产速度。越来越多的游戏制作人将 AIGC 带入数字内容的创意生成工作，以人机协同的方式在图像、文字等方向进行了一系列的应用。例如，首个获奖的 AI 生成画作《太空歌剧院》的创作者杰森·艾伦就是一名游戏设计师。同样，在 2022 年，日本游戏开发者 Nao_U 利用 Midjourney 生成素材，仅用了 3 天时间就开发出射击游戏 Shoon，而他是一名没有美术背景的程序员。游戏作为目前互动性与复杂性最高的虚拟场域，尤其是制作复杂程度高的 AAA 大作，是 AIGC 更迭天然的养料与试验场。Unity 这类游戏生产管道也可与 AIGC 进行丰富的整合。《赛博朋克 2077》场景设计师在独立游戏《认知方法》（Cognition Method）中使用 Midjourney 完成了概念原画的制作与素材生成。在绘画类 AI 出圈后，文本类 AI 也进入新阶段。2022 年 12 月，ChatGPT 作为聊天机器人以及 AI 处理工具引发科技界广泛关注，它不仅在游戏剧本撰写与文字类游戏上展示了细致又具备可信度的描述，而且与游戏引擎的结合运行效果也出乎意料。ChatGPT 可以理解游戏开发工具的使用方式，完成代码调试与特定功能开发等工作。用户仅需输入文字即可获取相应的代码，来生成由用户主导构思的新产品。

可以预见的是，AIGC 与游戏产业的结合将在未来的 3D 互联网中提高用户的体验感，由用户的单向信息传递为主的交互模式转向双向实时交互模式。基于玩家需求，由玩家主导创建的个性化元宇宙或可实现。

经济系统

除虚拟身份的形式之外，元宇宙在经济与金融领域的影响已得到大量的讨论。在现实世界中，经济系统与人们息息相关，作为运作动力维持着社会运转。而元宇宙这一新生态的可观之处在于可以复制现实世界的底层逻辑，孕育出相应的经济系统，承载数字形式的资产权益。在经济系统中，可持续运转的重要因素是商品创造的丰富度；在元宇宙内表现为数字商品，由专业的团队或玩家主动产出，由平台进行产权的评估，实现资产的流动。

电子游戏再一次走在前面。游戏被制作人与玩家视作共同创造的虚拟世界。在虚拟世界中，良好的经济系统可以使游戏平稳运转，甚至成为游戏的主要玩法之一。同现实世界一样，游戏内的经济系统具有较强的交互性，基本环节也与现实世界——对应。具体来说，玩家通过资源投入实现与游戏系统的交互，得到经验、道具等数字商品的产出，同时，部分游戏也会为用户提供数字创造的工具，使其可以在游戏内自行创造内容，由此就引出了资源消耗、积累与交易。在时间投入下玩家有更多机会获得游戏内的优质资源（如珍稀道具），生产剩余可以通过游戏世界流动，如设立交易系统（如拍卖行）完成玩家间的交互，交换游戏内流通的货币，实现供求关系的循环。一些优质的玩家自创的数字商品甚至可以置换出现实中的货币。

二、元宇宙基石

在"元宇宙"的概念正在被孕育与定义的同时，那些被认为可能会成为元宇宙基石的技术正在如火如荼地发展着，如"区块链"与"数字孪生"（Digital Twin）。

2008年11月，"中本聪"发表了《比特币：一种点对点的电子现金系统》，结合区块链、时间戳、不对称性加密等技术，一种摆脱了政府背书的新型电子货币概念被创造了出来。在是否能"去中心化",是否能实现财富的公平分配的争论声中,一个个电子货币平台被建立。"比特币""狗狗币""瑞波币""莱特币"……在各方的角逐下,这些电子货币的价格在剧烈地波动着,"财富公平分配"的初衷却似乎渐行渐远,同时数字藏品等又被衍生出来,紧跟着一轮新的炒作、质疑与诟病,但"区块链"技术的真正价值却在这时逐渐浮出水面——摆脱实体、信息唯一性。排除资本对新概念的炒作等因素的影响,凭借"区块链",我们能够做到只凭一串代码就能验证一个电子艺术品是来自于正版授权还是卑劣的复制粘贴;只凭一串代码就能知道一个劳动者所持有的价值是来自于他的劳动还是盗窃;只凭一串代码就能明确一个充满市场价值的灵感创意是起源于哪个作家之手。艺术家不用再为了证明自己的作品被盗用而绞尽脑汁;国家或政府可以节省大量的金钱与人力来维护货币的安全;新兴的产品设计者不用再担心自己的产品设计被有影响力的公司抄袭。在辨别信息真假方面,我们将节省大量的人力与物力成本,这无疑会使信息设计领域充满生机。不难想象,未来一切的信息产品都将在"区块链"上注册,获取"非同质化通证"(Non-Fungible Token,NFT)。但仅凭"区块链"技术却无法解决一个至关重要的矛盾——存储信息链的不唯一性干扰着信息唯一性的稳定。例如,当前就存在着多家数字藏品平台。而很多艺术家创作出的数字作品却并不会在唯一平台发售,这无疑会影响这些艺术藏品的唯一认证价值。如何把这些平台统合起来,避免在信息认证这件事上的重复劳动将是下一阶段的发展方向。那些凭借"区块链"技术要实现的"去中心化",本质上是要剥除某一特定组织或个人对某一信息的定义权利的独占,让信息的真假由其本身所界定,赋予信息客观性；而其发展的终点则是一个"超中心化"的信息世界的建成。

"数字孪生"起源于 2011 年迈克尔·格里弗斯（Michael Grieves）教授提出的"信息镜像模型"（Information Mirroring Model），包括物理空间的实体产品，虚拟空间的虚拟产品，物理空间和虚拟空间之间的数据和信息交互接口三个部分。随后由多国学者进行完善，以美国航空航天局（NASA）给出概念描述并将之应用于航天器的状态监测，标志着概念的成熟。其主要实现的是对现实世界中的产品及产品细节数字化，一方面可通过实时信息传递进行物理产品的状态监测，另一方面可通过数据的模拟衍生探究解决现实问题的更优解。试想，任何一个工业产品从生产之初其信息数据就被上传至"公共平台"，用户购买到任何一个产品时还能同时获得其生产过程的全部监测数据，并可以通过衍生工具来模拟该产品未来的使用寿命等状态，那无疑会带来产品安全的革命。当所有产品及生产设备可以实现"数字孪生"时，那无疑又会带来工业安全的革命。

"统一""整合""平台""共生空间"，这些关键词在元宇宙萌生、发展的过程中一遍又一遍地叩击着我们的观感，让我们充满疑惑——不明白我们为何必须接入到这个空间之中。而当这个信息世界成了物质世界的唯一信息映射，所有的信息都会在这个世界中传递，又或者说这个世界本就是所有信息的统合，谁又能摆脱它而独立存在呢？元宇宙是那个收纳几近全部信息的世界，是使所有接入的信息都能高速、有效传播与交互的技术。所有必要的信息都能通过数字孪生迅速传递至元宇宙，所有上传至元宇宙的数据都会通过区块链技术进行来源的标注，所有上传的信息都能够通过"不对称性加密"使必要的人才能获得。相较于传统互联网，元宇宙可以有效地减少"虚假信息"的传播，因为可以轻易地通过信息的溯源来判断真假。这就是为何越来越多的学者认为"区块链""数字孪生"等会是元宇宙的重要基础设施。但单单这些技术又无法独立组成元宇宙。元宇宙既是那个统合了这些技术的"技术包络"，又是承载着这所有信息的统合。

三、元宇宙与未来

元宇宙在未来的具体模样我们无法确定描述，但却能从现在得到的信息、行业投身者的设想中略窥一二。《雪崩》《头号玩家》所描绘的场景可以是未来元宇宙的某一功能，但绝不会是未来元宇宙的全部。

信息的实时高速上传、保真上传、不对称加密上传使得元宇宙不仅能快速地接纳已有的信息，也能快速地接受新生的信息。元宇宙中的信息可以通过 VR、AR 外接设备等媒介优化受众的体验，而随着脑机接口等技术的进一步成熟，还会有进一步优化感官的体验方案出现。伴随着科技的进步，脑机技术已经可以通过模拟神经信号，实现"人造器官"的效果，一定程度上恢复患者受损的视觉、听觉感官，也可以恢复部分肢体动作障碍，甚至影响及修复大脑的认知能力。《蜘蛛侠》中的章鱼博士的机械手臂对于很多人来说是十分酷炫的，仅仅通过大脑思考，就能将 4 只巨型机械臂控制得灵活自如，甚至将其变成全新的肢体。如此科幻的设定离我们其实并不遥远，现如今有很多走在行业尖端的研究员们已经设计并创造出了这种能够回应大脑指令的机械设备。脑机接口领域的奠基人、神经生物学家米格

尔·尼科莱利斯（Miguel Nicolelis），在 2014 年成功使一只猴子接受
并适应了一只虚拟手臂。通过适应一个外接设备来探测并"翻译"大
脑给出的指令，猴子仅仅是看着屏幕并且幻想手臂的移动就可以控制
屏幕中显示的虚拟手臂。而手臂"触碰"到屏幕中的虚拟按钮时，机
械设备甚至可以模拟出真实的触感反馈给大脑。通过一个月的训练，
猴子已经完全适应并可以熟练使用这个新手臂而完全不会影响真正手
臂的动作。相信很多关注世界杯的人都记得，在猴子实验的两年后，
也就是 2016 年的巴西世界杯开幕式上，一个下半身完全瘫痪的少年
装备"神经外骨骼"踢出了史诗般的一球。因为一次交通事故，少年
的脊椎严重受损，不再能够将大脑发出的指令传递至腿部，也就是说
少年仍旧可以做出迈腿的"想象"，但是腿却动不了。反过来也是一
样，腿仍旧有触觉，但是无法反馈到大脑。米格尔的团队开发的外骨
骼设备能够"截获"并翻译大脑发出的神经信号指令，然后根据指令
内容控制固定在少年腿上的机械装置辅助少年完成大脑所想的行动。
此外，这个传递是双向的，设备同样能够模拟相似的触觉反馈，制作
出"虚假的"神经信号送到大脑。少年在踢出这一球后感叹："我感
受到了那个球。"

大脑信息的数字化已经到了一个相当高的水平。我们几乎已经拥
有了翻译大脑神经信号的技术，甚至可以通过计算机模拟直接向大脑
递送信号，"欺骗"大脑。那么当脑机技术成熟时，我们浏览网页，
操作电脑甚至都可能用不到鼠标和键盘，仅需要想一想就可以完成这
些操作。更进一步，我们甚至不需要"看到"屏幕来上网，电脑模拟
的电信号将完全可以直接在我们的大脑里生成图像。失明、失聪将不
复存在，这将成为医学史上一大巨变。

　　人类甚至可能在一出生时就被植入脑机接口芯片，不依赖外部设备就能实现与元宇宙的直接对接，向着《攻壳机动队》《底特律：变人》或是《赛博朋克2077》的方向进化。

　　在这里我们必须认识到，未来的元宇宙不仅仅是"虚拟的现实"。近来越来越多的学者在强调"虚拟现实"不是"虚假"，正如我国科学家钱学森将"虚拟现实"称为"灵境"。"虚拟现实"归根结底是改变现实世界信息的某些条件法则后所推算衍生的"可能性世界"，是一场对现实世界可能性的大推演，是"世界演算"。"电子游戏"是这些推演中极其具象的一种实验方法。正如前面所提到的《底特律：变人》或《赛博朋克2077》，都是假设科技发展到特定节点后构成了的世界，玩家在玩游戏的过程中起到了探索、验证可能性是否合理的作用。当前，由于我们无法确定多数来自互联网的信息的真实性，我们会本能地强调这些信息的虚假可能。正如前文提到的，由于元宇宙收纳了尽可能多的现实信息，实现了对信息的唯一化、物质化，"虚拟现实"的对真实世界的"可能性推演"的属性就愈加浮出水面。我们在元宇宙中能够进行的"世界演算"也会更加丰富。未来的元宇宙不仅是真实世界的信息投射，更是包涵对真实世界信息充分推演的信息拓展。在这里信息不再是人类进步的壁垒，知识的更新将通过这些壁垒的消除而更加高速。

　　在未来，元宇宙会直接推进那些受信息壁垒所限制的社会科学、自然科学的发展。例如，医疗领域就是一个典型的充满信息壁垒的领域。打破信息的高墙是元宇宙带来的令人兴奋的改变。

第二节　医疗领域的信息高墙

医疗行业由患者、医生、医院作为主要参与人，以治疗疾病为主要目的。但从信息角度来讲，医学及医疗是一个通过收集人体健康的生理信息，收集疾病状态的病理信息，收集不同治疗后的机体状态变化信息，从已知信息出发探寻最优解的过程。随着科技的发展，现代医学的积累越来越多，而其所面临的信息成本问题、信息壁垒问题、信息偏倚问题也越来越突出。

一、医疗的信息成本

医疗的进步有赖于临床数据的统计，即临床需求，包括疾病的特征、治疗的效果与副作用，以及针对病因的机制研究。从古至今，人类对于一种疾病的认知，均是在时间、患者、金钱的投入中逐步加深的。例如，对某种疾病的临床前研究，从基因、分子细胞层面研究发病机制，构建动物模型研究疾病机理以及干预措施，而随着干预措施的有效，再进入临床阶段进行临床治疗试验，研究治疗的有效性以及副作用，最终获得干预措施的临床数据，进而加深了人类对于疾病的认识。而这些信息成本，也成为疾病、医疗体系不可或缺的一部分，也是促进人类医学发展的基石。

不同的疾病处于人类理解、研究的不同阶段，如人们所熟知的天花病毒、破伤风病毒均可通过灭活疫苗进行预防；细菌感染可通过抗生素进行有效且副作用很小的方式治疗；而更多的疾病，如肿瘤、阿尔兹海默病（AD）等还处于疾病的机制研究阶段，尚不能达到有效的治疗，预防方式更是无从谈起。以 2019 年新出现的新型冠状病毒导致的新型冠状病毒肺炎 [①]（COVID-19）为例，截至 2020 年 5 月，大流行已影响了 500 多万人，包括 213 个国家 / 地区的 33 多万人死亡，估计全球病死率为 6.5%。目前，这种疾病的负担已经对每一个受影响的卫生系统造成了影响。在疫情的高峰期，我国很多医院的普通病床被改为重症监护（ICU）病床，大量非重症专业的医护人员紧急接受了重症护理培训，以满足疫情对卫生系统的需求。此外，医护人员并未幸免于大流行；3.8% 的医护人员受到新冠肺炎疫情的影响，14.8% 的医护人员病情严重，这也进一步减少了本已不足的医务人员劳动力。

COVID-19 大流行严重损害了全球范围内的一系列卫生服务，尤其在中低收入国家。根据全球基金调查，在 106 个国家中，高达 85% 的艾滋病毒项目、78% 结核病项目和 73% 的疟疾项目被中断；在 155 个国家中，53% 的国家中断了针对高血压的卫生服务，49% 的国家中断了针对糖尿病与糖尿病相关并发症的卫生服务，42% 的国家中断了针对癌症的卫生服务，31% 的国家中断了针对心血管紧急状态的卫生服务。

当我们对疾病的认识处在初级阶段时，医疗信息成本不断地叠

---

① 中国国家卫生健康委于 2022 年 12 月 26 日发布公告，将新型冠状病毒肺炎更名为新型冠状病毒感染。

加，直到我们对该疾病的认知取得实质性的突破。这些医疗信息成本便是在医疗研究临床应用中，获得包含发病机制、疾病特点、预防措施、疗效安全性等关键信息所需要的成本，主要涉及我们所投入的人力成本和经济成本等方面。人力成本是指医疗过程中用于补偿自身劳动力再生产的必要劳动，或称为自己的劳动和用于提供给社会的剩余劳动。经济成本分为直接成本和间接成本两大类，直接成本是社会为了研究和防治疾病而消耗的经济资源，以及患者或服务对象为了接受治疗服务而消耗的经济资源；间接经济成本是指社会因疾病带来的经济损失，其中包括社会生产的损失和个人家庭的损失。

二、医疗的信息壁垒

医学研究可以利用"隐私保护"机制，独占科研、临床等成果信息，由此形成不同医疗团体间的信息壁垒。信息壁垒是一把双刃剑，虽然保证了优势医院、研究团体的先进性，但后入行业的个体或团体则需要耗费大量时间去收集信息、去伪存真，会形成资源浪费。此外，先进团体、医院的信息出现错误和漏洞时，将可能误导其他团体的研究导向，出现放大信息错误的严重后果。

以 2022 年 8 月医学权威杂志《科学》发表论文打假另一权威杂志《自然》论文为例：《科学》发表了一篇为期 6 个月的调查报告，揭露了埋藏多年之久的学术造假行为。文章称，美国明尼苏达大学（UMN）神经学家西尔万·莱斯纳（Sylvain Lesné）发表的 20 多篇论文中可能存在学术不端行为。《自然》原文提出，一种特定的 β - 淀粉样蛋白寡聚体 Aβ*56 会损伤大脑记忆，或许会是诱导阿尔兹海默病的关键物质。研究人员表示，他们在转基因小鼠身上发现了这种物质，并将它提取纯化，然后注射到了年轻健康的小鼠体内，结果显示小鼠记忆力功能出现下降。

这篇开山之作直接验证了淀粉样蛋白假说。至此之后，学界、产业界开始豪掷重金押注于此。据《科学》消息，当时美国卫生研究院（NIH）对淀粉样蛋白、寡聚物和阿尔茨海默病的支持，从 0 美元上升到 2021 年的 2.87 亿美元，折合人民币约 18 亿元。而在 2022 年，NIH 在淀粉样蛋白的项目上花费了约 16 亿美元（约合 108.14 亿人民币）。这个数额，直接占到阿尔兹海默病研究总资金的一半。该假说提出，在阿尔兹海默病患者的大脑内，淀粉样蛋白聚集后形成的寡聚体会形成斑块，从而导致神经元纤维缠结、神经元丢失等。但从《科学》的调查结果来看，这篇论文中关于 Aβ*56 实验结果的关键结果图有重大造假嫌疑。此次造假让阿尔兹海默病研究领域退回到 10 年前，学术再次分为神经免疫假说、炎症假说和淀粉蛋白变性假说。对于产业界来说，诸多制药公司都基于淀粉蛋白变性假说开发过药物。要知道，新药的研发成本高、周期长，若药物无法证明有效，一切流程都显得毫无意义。

其实在过去的 10 多年中，有研究者曾尝试通过降低淀粉样蛋白来治疗阿尔兹海默病，但是他们的尝试就像坐过山车一样：在动物模型中证明有效的治疗方法用到人类患者中却是无效的。其实这些失败已经让有些研究者对淀粉样蛋白假说产生了怀疑，但一些研究者认为对阿尔兹海默病的治疗只有从病变开始或至少在早期干预才会奏效，而患者因阿尔兹海默病寻求治疗时，通常已经出现了广泛的脑部病变。为什么经过了 16 年之久，才有研究者公开发表文章提出质疑？

正是因为信息壁垒的存在：先进的团队在国际医学领域顶级杂志《自然》发表的科研成果可能会存在数据错误吗？会不会是因为自己个人原因而无法复刻《自然》的研究结果？这个例子将医疗中科研信息壁垒的弊端完全展现了出来。我们在追求科学研究优先性和隐私性的同时，也要实事求是、尊重科学。

那么目前的同行认定—杂志认定机制不存在弊端吗？答案是否定的。研究员简·亨德里克·舍恩（Jane Hendrick Schoen）曾在1998—2002 年发表了 100 多篇文章，这些文章中有 16 例学术欺诈均未被评审员们发现。有的时候，这些问题能否被发现其实就是看运气。据一个名叫"撤稿检查"的博主的近期报道，在某位同行指出了几位作者所发表的文章中存在的一个错误后，这几位作者便撤回了发表在《物理评论快报》（Physical Review Letters）上的那篇论文。倘若由该同行担任该文章发表前的评审员，那么该篇文章也就不会被发表了。一项研究曾将 8 个经不起推敲的说法添入一篇已经被接受发表的文章中，并交由《美国医学会杂志》（JAMA）的评审员（有 200 位评审员同意进行评审）进行评审。然而平均每位评审员发现的错误还不到 2 个。其中有 16% 的评审员没有发现任何错误，而发现了 4 个以上错误的评审员仅占 10%。卡拉汉（Callaham）等人于 1998 年故意伪造了一篇含 23 个精巧错误的文章，并将其发送给了《急救医学年报》（Annals of Emergency Medicine）的编辑以及该期刊所有曾评审过至少 3 篇文章的评审员。在文章中出现的 10 个严重错误中，平均每位评审员只发现了 3 到 4 个；13 个小错误中，被发现的则平均只有 3.1 个。同行评审员就如同科学的"把关者"，然而他们的"把关"水平却远远不够。科学是多数服从少数，只有少数人把多数人的观念推翻以后，科学才能发展，医学科研也是如此。因此，目前的同行认定并不是绝对有用的，因为专家依靠现有的知识，而科学的进展是推翻现有的知识。用旧知识来评价新知识，只能依据不全面的信息进行主观的推断或猜测，本身就具有误判的可能性。

三、真实世界研究

真实世界研究在临床实践中提供治疗有效性的证据变得越来越重要了。虽然随机临床试验是评估新治疗药物安全性和疗效的黄金标准，但必须明白严格的纳入和排除标准意味着试验人群往往不能代表临床实践中遇到的患者群体。真实世界研究可以使用来自电子健康和理赔数据库的信息，这些数据库提供了来自不同患者群体（或可能是观察性）的大量数据集，收集了长期的前瞻性或回顾性数据。因此，它可以提供关于医疗长期安全性的信息，特别是与罕见病有关的信息，药物在大量异质人群中的有效性，以及关于使用模式、健康和经济结果的信息。

美国食品和药物管理局将真实世界研究定义为：关于通过分析真实数据得出的医疗产品的使用以及潜在益处或风险的临床证据。英国医学科学院采用了一个类似的定义：从常规随机对照试验背景之外收集的临床相关数据中产生的证据。尽管在随机对照试验中有积极证据，但随机对照试验缺乏通用性可能会导致对新治疗的有限接受。这可能是因为不确定如何将这些证据转移到更广泛的患者群体，以及如何将这些治疗纳入常规实践。除了结果更具推广性外，真实世界研究还有可能解决随机对照研究的一些局限性。例如，随机对照研究常常低估（长期）毒性，很少或延迟探索某些研究主题（如新药物或干预措施的直接比较）。真实世界研究对各种临床结果的分析，尤其是对长期和生活质量参数的分析也相对较少涉及。此外，大量的随机对照研究关注替代参数，而不是更具临床相关性的临床参数。因此，真实世界研究可以作为一种补充方式，用于监测新的治疗方法，并分析不同的疗效。

最近发表在《临床肿瘤学杂志》上的一项研究是一个很好的证明随机对照研究和真实世界研究互补性及其潜力的例子。其研究问题源于几个国际随机对照研究关于新辅助化疗（NACT）和原发性细胞减少手术（PCS）在 IIIc 期和 IV 期卵巢癌中的作用的有争议的结果。这项研究分析了来自美国国家综合癌症网络 6 个著名临床中心的 1538 名患者的综合数据库，发现 PCS 组中 IIIc 期患者的存活率有所提高。这与先前欧洲癌症研究与治疗组织研究的亚组分析相关，并符合当前的治疗指南。两组的可比性通过精确的倾向得分匹配来确保（n=594）。在本研究的分析期内，卵巢癌 NACT 适应症的普遍增加应被严格地看待，因为该研究还表明症状并没有改善。然而，该研究证实，NACT 在 IV 期不劣于 PCS。因此，关于优化 IIIc 期和 IV 期卵巢癌治疗算法的几个新的研究问题（假设）可从该真实世界研究中得出。随机对照和真实世界研究互补性的其他例子包括治疗安全性的长期研究或随机对照研究不可行的主题（特别是对于罕见肿瘤患者）。这些例子表明了真实世界研究可以并且应该采取的方向。数据深度和数据质量的提高水平与严格的方法和流程相结合，将进一步减少限制，同时提高真实世界研究的质量和数量。

来自真实世界研究的证据越来越重要，因为当药物完成常规的临床试验并被批准用于一般人群后，医生应用这些药物的必备知识仍有很多空白，帮助药物获批的 III 期研究的去选标准和排除标准仍然相对较窄，可能无法真实反映最后使用药物的人群。真实世界研究则有助于填补这些空白，并在获得医疗信息的真实性上具有很大的优势，它帮助提高对药物及其在真实世界中的使用方法认识。真实世界研究的设计理念如观察 III 期临床试验中未充分得到反映的人群，或是观察 III 期实验（研究实践通常较短）中未能解决的长期安全性问题。而真实世界研究的核心则是尽可能多地收集统合现实世界之中的信息。

四、医疗过程中产生的偏倚

医学研究中的偏倚是指从研究设计到实施，到数据处理和分析的各个环节中产生的系统误差，以及结果解释、推论中的片面性，导致研究结果与真实情况之间出现倾向性的差异，从而错误地描述暴露与疾病之间的联系。偏倚在医学研究中主要分为以下几类。

第一类　选择偏倚

（1）入院率偏倚。指利用医院就诊或住院患者作为研究对象时，由于入院率的不同或就诊机会的不同而导致的偏倚。用住院病例进行研究时可能没有包括：① 抢救不及时死亡的病例；② 距离医院远的病例；③ 无钱住院的病例；④ 病情轻的病例。

（2）现患新发病例偏倚。凡因现患病例与新病例的构成不同，只调查典型病例或现患病例的暴露状况，致使调查结果出现的系统误差都属于本类偏倚。

（3）无应答偏倚和志愿者偏倚。无应答者是指调查对象中那些因为各种原因不能回答调查研究工作所提出的问题的人。一项研究表明：工作的无应答者可能在某些重要特征或暴露上与应答者有所区别。如果无应答者超过一定比例，就会使研究结果产生偏倚，即无应答偏倚。与无应答偏倚相反，有一部分人特别乐意或自愿接受调查或测试。这些人往往是比较关心自身健康或自觉有某种疾病而想得到检查机会的人。他们的特征或经历不能代表目标人群。由此造成的偏倚称为志愿者偏倚。

（4）检出征候偏倚。某因素和某疾病在病因学上虽无关联，但由于该因素的存在而引起该疾病症状或体征的出现，从而使患者及早就医，接受多种检查，导致该人群较高的检出率，以致得出该因素和该病相关联的错误结论，即检出征候偏倚。

（5）易感性偏倚。有些因素可能直接或间接地影响观察人群或对照人群对所研究疾病的易感性，导致某因素与某疾病间的虚假联系，由此产生的偏倚称为易感性偏倚。

第二类　信息偏倚

（1）回忆偏倚。在回忆过去的暴露史或既往史时，因研究对象的记忆失真或回忆不完整，使其准确性或完整性与真实情况间存在的系统误差。

（2）报告偏倚。研究对象因某种原因故意夸大或缩小某些信息而导致的偏倚，也称说谎偏倚。

（3）诊断怀疑偏倚。如果研究者事先了解研究对象对研究因素的暴露情况，怀疑其已经患某病，或在主观上倾向于应该出现某种阳性结果，那么在做诊断或分析时，会倾向于自己的判断。如对暴露者或实验组进行非常细致的检查，而对非暴露者或对照组则不然，从而使研究结果出现偏差。

（4）暴露怀疑偏倚。研究者若事先了解研究对象的患病情况或某种结局，主观上认为某病与某因素有关联时，在病例组和对照组中采用不同的方法或使用不同深度和广度的调查方法探索可疑的致病因素，从而导致错误的研究结论。

（5）检出偏倚。在实验过程中，由于实验的仪器和试剂质量不好及操作人员的操作误差造成的偏倚。

（6）诱导偏倚。在调查过程中，调查者询问技术不当，或者为取得阳性结论，诱导调查对象做某一倾向性的回答，从而使调查到的结果偏离真实情况产生的偏倚。

如何减少偏倚是使医疗研究得出有效结论的关键。研究环境与数据来源越复杂，数据处理和分析技术也随之会变得复杂。尽管目前已有很多对研究偏倚的评价工具（如"加强流行病学中观察性研究报告质量声明"，STROBE），但在偏倚的控制上要始终把握三个基本点：选择合适的人群、准确测量暴露与结局、适宜的方法控制混杂。同时，更需要建立规范严格的研究设计和统计分析控制研究过程中的偏倚，这也为统计工作带来了更多的方法学挑战。一些权威专家通过研究认为，医疗个体化是通过利用疾病分子通路水平上、遗传学水平上、蛋白质组学水平上和代谢组学水平上的生物信息和生物标记物等手段，来寻求改进医疗保健的分级和时机。

总之，对个体化医疗认识的不统一，使得人们对有关个体化医疗的机遇、风险和局限性的讨论变得更为复杂化，同时与个体化医疗相关的各利益相关方也可能会利用这些做出更符合他们各自兴趣和喜好的解释。无论是选择性偏倚还是信息偏倚，都会最终导致医疗模式倾向于程序化，而偏离个体化，即造成治疗过程中的少数患者被排斥出某一治疗方式之外，而未能得到最合理的治疗。这些问题的根本原因是信息收集的片面性，而元宇宙技术所蕴含的最令人期待的潜能，正是它能够尽可能统合信息、利用信息、摆脱人为干扰。我们可以畅想、预见甚至从现今的蛛丝马迹之中感知到，在未来的元宇宙中这堵信息高墙必将被冲破，医疗领域中面临的种种偏倚必将被消除，医疗领域必将迎来一场最伟大的革命。

第二章

给元宇宙中的医疗画一张像

元宇宙——现在的雏形也许是互联网 3.0——是一种超越地理距离和地域界限的个体之间社会联系的进化。正如前文所说，元宇宙将会对包括医疗保健在内的各个方面带来颠覆性的革命，必然也会带来新的治疗方式。几十年来，医疗保健的提供需要患者和医生之间的身体互动，以便进行诊断、接受治疗或进行外科手术等（图 2.1）。随着远程医疗服务的出现，这种情况发生了显著的变化，远程医疗服务已成为通过数字手段和互联网进行医患互动的一部分。畅想元宇宙中的未来医疗，既令人心驰神往又挑战重重。谁不乐于天马行空、无拘无束地去构筑未来世界？但未来显然不会脱离实际而变成幻想。虚拟现实（VR）技术提供了以往无法想象的可能性，本章中我们将尝试从"医患关系""医研关系""医产关系""医教关系"和"治疗方式的改变"五个方面出发，尝试基于现有的环境，结合我们对元宇宙的理解去给元宇宙中的未来医疗画一张"印象派"的肖像。

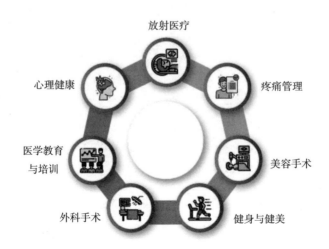

图 2.1　元宇宙在医疗保健领域的主要应用

资料来源：https://www.delveinsight.com/blog/metaverse-in-healthcare

第一节　元宇宙中"医院—医生—患者"关系的重构

一、生产力推动的医患关系转变

马克思主义哲学理论告诉我们，生产力决定生产关系，生产力的发展势必会推动生产关系的演化，乃至新型生产关系的形成。帮助同类是人类美好的天性。从古至今，医学都是人类无比关心的领域，医生与患者的关系也随着生产力与医学的发展不断悄然地发生着改变。在最早的巫医时代，一个部落中的巫医会使用各种手段试图帮助同部落的成员脱离痛苦。古代的郎中、太医等在掌握更先进的技术后帮助更大范围的人群。到了现代，生产力的提高与医学的进步促进了医院这一新型事业单位的形成。不同专业、不同技术的医生们汇聚在一起，利用自己的医学技术，去帮助一座城市乃至一个国家的人解除病痛。医生与患者的关系已经发生了无数次的演变。

自从 20 世纪 70 年代计算机技术兴起以来，人类的科技与生产力迎来了新一次的爆炸式发展，有人称之为"第三次工业革命"。随着计算机慢慢进入人类的生活，它改变了学习、消费、娱乐等领域，同样也在改变着我们的医疗模式和医患关系。

现在我们可以足不出户，就在网上寻医问药；可以在手机上轻轻一点，药品就会在几十分钟后送到我们的手上；可以提前在网上预约，去见最专业的医学专家。无论你是否感觉得到，计算机与互联网已经在很大程度上再次改变了医生与患者的关系。现在，我们不需要拖着被病痛困扰的身躯只身前往医院，然后坐在那里等待。可以提前在网上看到医生的评分，找到我们信任的医生，然后按照预约时间到医院，和蔼的医生就会坐在那里等着为我们解决问题。

那么，然后呢？这就是医疗以及医患关系的最终模式了吗？

答案显然是否定的。自从计算机技术、网络技术高速发展重新唤醒元宇宙这个概念以来，许多行业已经开始孕育更大潜力并发生了较大的改变，医学领域也不例外。无数的人们都对新的医疗模式和医患关系做出了大胆的设想与美好的憧憬，都希望元宇宙这一新兴技术能为人类带来更为便捷、更有效率、更加安全可靠的医疗服务。

二、元宇宙中医患关系的特点

未来，远程医疗可以和元宇宙进行密切的结合，把医院开到元宇宙中去。这样我们的远程医疗就不再局限于患者和医生"一对一"的单线式联系，而是可以从网络上获得整个医院的医生资源，进行会诊与治疗。例如，一个糖尿病患者可以同时接受内分泌科医生、消化科医生、营养科医生等医生的治疗建议。元宇宙中的医院也可以免于现实医院中的一些天然局限性，如规模大小、床位多少等。不仅如此，元宇宙中的医院还脱离了时间与空间的限制，患者不再需要坐几天几夜的车来到一线城市才能见到全国顶级的专家，而是只需要通过元宇宙就可以做到天涯咫尺，这样一些危重患者就可以得到最好、最及时的治疗。医院的规模和影响力则可以不断扩大，优质医生可以不需要分散在全国各地，能更好地精诚协作为患者解除病痛。一个医院可以汇聚更多的医生，造福更多的患者群体。

后疫情时代，如何持续防止病毒传播是一个重要的课题。纵然人类研制出了对抗 COVID-19 的疫苗，以后仍然还会有其他病毒进行大规模传播的可能。在元宇宙中，医院可以大大减少不必要的传染风险，大量轻症患者无需前往医院就可以获得医生的建议，然后自己购买药物进行治疗，从而有效地防止疾病在医院的传播。不仅是大规模传染的疫情，普通的医院传染病也会得到有效的遏制。《中国疾病预防控制中心关于印发中国流感疫苗预防接种技术指南（2019—2020）的通知》表明，采用模型方法估计，2010—2015 年期间，全国平均每年流感相关呼吸系统疾病所致超额死亡达 8.8 万人。医院作为流感患者聚集的区域，也同样是流感传播的重点场所。因此，有了元宇宙及其相关的远程医疗系统后，许多流感患者无须亲自来医院看病，这样能大大地减少流感的传播风险，从而使医生和患者都将处于一个更加安全和卫生的环境中。

同时，医学在元宇宙中与其他新技术的结合也使人们对未来医疗充满乐观。一些智能可穿戴设备与体感设备技术就可以成为元宇宙时代医疗的得力工具。中医讲究望、闻、问、切，西医则是视、触、叩、听。这足以说明医生与患者的直接对话与接触对于诊断与治疗是多么的关键。元宇宙时代，这些智能可穿戴的体感设备就可以充当医生的左膀右臂，医生即使与患者远隔重洋，仍可以获取患者的基本信息来做出自己的诊断。可穿戴设备的广泛使用也可以使医生时时关注自己患者的身体和疾病情况，形成一个长期追踪的效果，从而做出及时、准确的诊断和治疗方案。

其他新技术与元宇宙的结合也使人心潮澎湃，比如3D打印技术能帮助我们解决物质的传递问题。众所周知，药物就是一些或简单或复杂的化合物，而3D打印技术完全可以帮助人们在元宇宙中的医院求医问药之后，在自己的家中按照医生发送的方法和剂量打印出自己所需要的药物，这样还同时杜绝了假药和药物过量与滥用事件的发生。

不仅是药物治疗，机器人技术的发展也将使远程手术更加普及。目前限制远程机器人手术的两大障碍，分别是网络带宽与触觉反馈。不过借助未来的网络技术与体感设备，这两大难题都很可能得到解决。2022年4月10日，北京协和医院泌尿外科主任纪志刚教授团队在协和远程医疗中心，与6千米外的北京大学第一医院手术室内的李学松教授合作完成全国首例跨运营商、跨网域"5G+固网专线"国产康多手术机器人多点远程实时交互肾盂成形手术，术后患者恢复良好。未来的世界，这种模式的医疗将很有可能成为常态。患者可以通过元宇宙，在就近的医疗机器人处接受手术，从而大大地减少了就医的成本。外科医生也可以更加精准地完成手术。

脑机接口也是一项必将在未来世界中大放异彩的技术。2022年5月7日，地球上最疯狂的企业家埃隆·马斯克（Elon Musk）宣布：脑机接口将在一年内植入人脑。他表示"脑机接口"的排异概率非常小，原则上该设备可以修复大脑的任何问题，包括恢复视力、治疗瘫痪与阿尔兹海默病等。也就是说，通过我们前面提到的手术机器人，就可以将脑机接口植入我们的体内，从而治疗现在许多复杂无解的神经系统难题。更重要的是，这个接口很可能就是我们与元宇宙世界相连接的桥梁。我们知道，人类对现实世界的感知其实就是感官获取的信息传递到大脑后处理得到的结果。有了脑机接口，从此可能无须体感设备，我们就能通过脑机接口对大脑的反馈与刺激，去直接感知元宇宙中的世界，如同我们通过感官去感受现实的世界一样。

身体的每个组织、器官几乎都由神经支配，也会通过神经将信号传回我们的总指挥部——大脑。一旦人类将大脑中的信号解码成功，我们就有机会通过脑中的信号去掌握身体的各种信息。肿瘤等疾病都会释放出不正常的物质，这些物质就有可能刺激外周的神经，然后以一种不正常的电信号的形式传回大脑，可能这种信号过于微弱而被大脑所忽略，但是计算机强大的计算能力足以捕捉到这些微弱的异常信息，经过后续的处理和比对，就有可能发现潜在的病变。这也为人类提前诊断和预防疾病提供了一种全新的思路。从而医生和患者的关系很可能就会从现在的患者得病，然后来医院治病转变成医生监测患者身体状况，然后提前给出相对应的专业医疗建议。

中国有句古话："大医治未病。"现在医生与患者之间的许多矛盾纠纷，往往都是求医、治疗不够及时导致的。医生尽全力去治疗后，患者也花光了积蓄，但最终疾病积重难返，这导致一些人很难接受。但是如果能以元宇宙的眼光和未来发达的科学技术，去转变我们的医疗思路，把疾病杀死在萌芽之中，医生和患者就一定会有一个更加和谐的关系。

三、元宇宙中的医患挑战

不过，机遇和危机总是并存的。元宇宙的兴起和科技的进步也势必会给人们带来新的问题。首先是医疗监管问题。医生是否通过元宇宙对患者进行了专业规范的诊断与治疗，患者的个人隐私及身体数据能否得到安全妥善的保存，这都是我们需要去考虑的问题。更高水平的科技代表了更多的数据，一旦这些数据落入不怀好意人之手，他们完全可以通过技术把这些数据变成违法的砝码和武器。好在区块链等技术已经对元宇宙的信息安全做了比较妥善的保护，不过我们还是要不断地重视元宇宙中患者信息和隐私的保护。

其次是元宇宙中的医院是否会过度生长从而发展成垄断性的医疗集团。无论是《赛博朋克2077》还是《银翼杀手》，这些经典的对未来的设想中都少不了一个巨型的难以遏制的垄断性企业。这也是人们对未来存在的深深忧虑。医疗事业是惠及民生的重大事业，国家投入巨大精力与资金建立医保系统，就是为了让每一个人都看得起病。一旦医院脱离时空限制过度生长，很有可能会造成一个垄断性的医疗集团。这也是需要密切监管并且防止的事情。

尽管有着一些担忧，但是人类的发展史就是我们不断拥抱新技术从而提升发展力的历史。我们从来不会因为技术带来的问题而停止自己发展的脚步。现在，国内外已经有许多公司将目光投向了元宇宙，源源不断的人力和资金也注入这块新兴的沃土。伴随着网络和计算机技术的发展，元宇宙这个美好理想的实现只是一个时间的问题。

有了如此多的新技术带来的强大生产力，患者和医生以及医院的传统生产关系也势必会随之发展。患者会得到更好、更及时、更全面的医疗服务；医生的能力则可以得到充分的发挥，去帮助更多、更急需治疗、更大范围的患者；医院也会担任好医生和患者的中介，搭建好沟通的桥梁，保护好患者的信息。三方的关系会形成一种更相互信任、相互依存的密切关系。

抛开技术方面的限制，还有一个重要的问题不容小觑，那就是对于不同年龄层次、文化层次的用户使用元宇宙产品的信息无障碍化设计。信息无障碍是指通过信息化手段弥补身体机能、所处环境等存在的差异，使任何人（无论是健全人还是残疾人，无论是年轻人还是老年人）都能平等、方便、安全地获取、交换、使用信息。随着就医人群的增加，一些存在障碍的人群很难享受到公平的待遇。面对元宇宙的高科技，如何做到让更广泛的人群能够用最简单的方式接触到合适的治疗方法，还能够得到定制化的治疗手段，这是未来需要长期探讨的问题（图 2.2）。

障碍因素：线上产品障碍+线下环境/服务的障碍				
类别	视障	听障	肢体障碍	长辈患者
医院公众号挂号（线上）	公众号挂号页面未针对读屏软件进行优化，以至于视障患者无法操作	视频没有字幕	精细操作障碍者难以操作触屏	1. 字太小看不清/不识字 2. 界面不熟悉，不会、不敢操作
医院挂号机	医院挂号机无读屏支持，视障患者无法操作	嘈杂环境下，语音提示听不清、听不懂	精细操作障碍者难以操作触屏	1. 字太小看不清/不识字 2. 界面不熟悉，不会、不敢操作，操作慢
候诊叫号	不语音提示的时候无法得知到几号了、自己还要等多久	嘈杂环境下，语音提示听不清、听不懂	寻找无障碍通道困难	1. 语音叫号听不清 2. 屏幕字小看不清
医生沟通	检查时，需要医生辅助调整位置	1. 医生戴着口罩，不看口型难以听清医生说话 2. 患者使用文字表达，沟通效率低，导致医生简单讲解	寻找无障碍通道困难	1. 听不清、记不住 2. 就诊太多时间，导致体验不佳 3. 赖人依赖
缴费	1. 在自助设备上支持不看屏 2. 人工窗口操作扫码难以定位	协助志愿者戴着口罩，不看口型难以听清说话指导	精细操作障碍者难以操作触屏	1. 在自助机上操作不熟悉 2. 扫码付款有困难

图 2.2　数字就医的新困境

注：引用《探索障碍群体数字就医的新困境》深圳市信息无障碍研究会 2022。

四、元宇宙中患者的一天

最后，请大家跟随元宇宙的概念去构思这样一个场景。你生活在 30 年后的地球上，一天早上，你接到了医院的电话，医生想与你讨论一下健康情况。你打开自己的穿戴设备交互功能，将脑内健康数据通过接口上传至医院系统，并通过接口进入元宇宙。几分钟后，你来到元宇宙中的医院并马上见到了自己的医生，分别是普外科医生、消化内科医生、全科医生以及营养师，他们已经获得了你的所有历史生理信息数据，并通过你身上的穿戴设备和脑机接口数据得到了当前的实时数据。他们做好了分析，告诉你阑尾有轻微炎症的趋势，发展为阑尾炎的概率为20%，自愈的概率为75%，同时有5%的概率发展为恶性肿瘤。他们根据当前的情况调配出了针对你个人的最佳药物配伍，同时提出饮食与生活作息的建议。并告知会有医学助理每日根据你的实时数据推送给你当日的健康方案，直至上述风险全部降至0.5%以下。结束问诊，你使用家中的3D打印机打印出来相应的药物，并且按照医生的要求服下。吃下药物之后你收到了今天的健康方案，你遵照方案休息、运动、工作，到夜间休息之前，已经可以看到自己的健康指数提高了5%。就这样，在不知不觉中，通过元宇宙以及其他技术，医院、医生与患者通力合作，在疾病尚未发生时就完成了针对个人的预防治疗。这样的场景，怎能不令人憧憬万分？

而这，就是元宇宙技术，就是我们正不知不觉间走入的未来世界。

第二节　元宇宙中的医学科研

正如前文所述，提到元宇宙，映入脑海的形象首先是《雪崩》中的超元域，或者是电影《头号玩家》中构建的绿洲。光怪陆离的虚拟世界在视觉上给了很多人耳目一新的感受，元宇宙的概念也在近几年应声而起，逐渐进入大众视野，尤其是游戏行业涉猎最深，也吸引了不少企业和投资者。2021 年 11 月，歌手林俊杰就在虚拟游戏平台上购买了一块虚拟土地。随着元宇宙浪潮的涌起，各行各业都能利用元宇宙构想出相应的应用，那么医学科研会与元宇宙碰撞出什么样的火花呢？让我们继续展开对未来世界的畅想。

一、元宇宙中的一日科研

2266 年，一个普通的实验室打工人员张三从家中醒来，洗漱后，他打开电脑，电脑上有一只突出的镜头，镜头发射三色光，带上 VR 眼镜，镜头上便会组合成三维画面，三维动态画面是以 2000×2000 的分辨率呈现，可以达到如同肉眼所见的清晰，仿佛身临其境。如今的世界分为现实世界和一串串代码堆积起来的虚拟世界，在虚拟世界中，大部分人可以享有随心所欲、天马行空的生活，对于科研人员来说，这是个正经地方。张三刚写了一串神经信号传导的通路的代码，打算去世界最大的虚拟科研中心一展身手，这个科研所是复刻并融合现实世界中排名前 10 的顶尖实验研究所，所涉及的领域包括生物学、计算机学、物理学等。与现实中的世界不同，这里没有门卫、没有标志、没有任何设施组织入内，但是街道上还是有千万个虚拟人在马路上徘徊，好奇地向里观望，因为构建者为了防止一个空间里出现的人数过多，数据库超载导致科研所运作负载而停运，只有受邀人员才能入内。

这个时代正处于历史发展的一个特殊时代——揭示脑科学奥秘的黄金时代。在过去的几十年里，我们积累了大量新数据，这些数据既包含动物，又包含人类，而且它们的精细程度是前所未有的。科学家们利用这些数据，把静态三维的大脑图谱转换成超元域中的虚拟动态的类脑模型，用以构建"脑活动地图"。这个地图记录的是大脑发出指令时的交通情况，而张三编码的几十个信号分子的代码，是这个地图上行驶的几十亿车辆中的几辆车。虽然看起来微不足道，但是这些信号分子是攻克一种罕见大脑疾病的靶蛋白，张三的目的就是要在神经元传导信号的过程中发现起始的异常激活点，然后再具体到动物实验，这样大大地提高了实验效率。

类脑模型这个技术的核心是脑连接组的搭建，在 21 世纪初，人类连接组计划接受了这个挑战，这个问题的解决就得益于元宇宙里大数据是以无量单位发展的。在类脑模型上，我们可以看到全部树突连接和轴突连接信息。类脑模型无异于为科研人员打造了一个可以无限探索、充满可能性的开放平台，因为在 21 世纪，基本的数据库只允许研究者通过单一界面获取数据，而如今的复杂数据图谱，类似一个中枢，人们可以进行多维度的分析、探索，对多种信息资源进行整合。当有不懂的名词时，人们甚至在脑海中就能够控制增强现实，查询到相关文件和注解。在大数据的加持下，各行各业的科研成果将呈现井喷式爆发。即使是一些研究者脑海中昙花一现的实验想法，由于担忧科研经费不足，不敢付诸实施的，都可以在虚拟平台上进行预实验，甚至预实验的结果也会得以保存，如果有人也想到了这个点子，就会发现前人已经做过预实验了，就没有必要再做重复实验，或者也可以在这个基础上继续往不同方向延伸。

张三的团队有另一个课题任务，就是要收集世界上所有类型的脑部疾病患者的手术或者尸检样本。因为任务量很大，所以要借助元宇宙平台与各国医生和科研人员进行沟通，协助他们进行脑图谱样本的取材，然后构建虚拟三维模型上传到元宇宙中的中心数据库。这种脑图谱可以达到近乎蛋白级的分辨率，也就是说，它的精细程度可以达到分子层面。未来，我们正常人和有脑部病变患者的类脑模型就都可以进行比对，医生可以在手术前后的各个阶段利用类脑模型，观测异常部位的蛋白表达，或者神经元的异常放电传导，等等，从而更精细地定位手术部位。元宇宙在未来会将更多科学工作与临床工作整合，为科学研究提供帮助。

总之，如果现在的科研环境是特定的一些人在有限的房间里进行的，那么在超元域的时代，科研就是世界上热爱探索的一群人在一个整洁明朗、开放的广场上尽情、自由地进行探讨。在这个空间里，人们既能综合科研的整体性，又能分析实验的独特性；既能洞察到科研之间普遍联系的本质，又能提纲挈领地抓住科研与科研之间普遍联系的主要问题。进入元宇宙，人们就掌握了改变现状的能力。

二、元宇宙改变医学科研

元宇宙对于科研的影响，会体现在包括平台科研、模拟科研、数据唯一性、AI实验、共享数据以及交流方式的各个方面。

平台科研

现今的科学研究受空间限制，很多时候科学家们的一些想法需要去不同的实验室才能实现；不同的组学研究方向，其核心设备都极其昂贵，每个实验室都配备不同核心设备，当需要多组学共同参与的研究时，必然会浪费一部分时间与资金在路程与样本转运上。例如，现在趋势上升的宏基因组学、光遗传、脑机接口、人工智能等领域的脑科学研究，以及从事这些项目的神经科学家、物理学家、数学家、化学家、医学专家等都需要进行跨学科研究的学习。在神经科学领域，科学家们无法继续各自独立工作来研究大脑的复杂性，至少目前很多机构和研究者都是孤立工作的，未来元宇宙的平台有望打破这道围墙。

模拟科研

科研不会再受平台器材、场地、耗材等制约，在元宇宙内部就可以进行虚拟实验。使用数字孪生技术创建各种抗体的化学结构空间和实验动物的各个层次的数据，搭配虚拟设备的应用，然后基于这些信息在虚拟空间中设计实验，实验结果上传到中心平台的数据库保存下来，阳性结果就可以进行实体动物实验，最大限度地减少了实验动物的消耗。

现代脑科学在干预健康人脑的研究中经常会受到伦理的限制，因此现在的许多人类神经活动的记录都是来自癫痫患者的大脑。首先，电极植入是允许被放置在会被切除的脑组织中的；其次，很多人类的研究都是利用人工智能系统。对于动物模型来说，研究者们就会被允许进行更具侵袭性的行为，也没有人工智能系统可以替代，虽然这种伤害不可避免，但还是希望未来元宇宙的发展有望改善实验动物的现况。

数据唯一

上传到数据库里的科研数据也无须担心被人剽窃，有区块链技术的加持，给实验结果赋予"非同质化通证"（简称 NFT）。虽然现在 NFT 主要用在游戏中，玩家购买的装置，设备由 NFT 赋予资产的意义，可以用来交易，但如果 NFT 也运用在科研中，一来可以使数据去中心化，获得最大利用率，二来可以使数据唯一化，研究者们无须再为实验数据被剽窃或者实验图片被重复使用而担忧，能大大地提高科研效率与产出。

如果未来的数字社会属于元宇宙，那我们需要什么来支撑如此庞大的数字世界呢？利用元宇宙延伸、映射现实世界的特性，每个进入虚拟世界的人都会自动生成代表个人身份的数据文件，随着社会活动的产生，数据会不断增长，从而形成一个大数据网络。可以肯定的是，一旦开发应用，元宇宙中将产生海量数据，给现实世界带来巨大的数据处理压力。因此，大数据处理技术是顺利实现元宇宙的关键技术之一。

上述的区块链技术是一个全球性的、安全的、点对点的网络。这个点对点不是简单的点对点网络和密码技术的线性组合，其最大的优势使全部的区块链网络参与者取得共识，区块链里的医学数据库不是交给特定的公司保存，而是多个公司分布式管理，避免公司垄断，行业主导。

基于分布式存储的 GDFS（GoodData File System）可以将区块链技术与 IPFS（Inter-Planetary File System，星际文件系统）相结合。通过多次数据备份和就近分配存储资源，可以保证数据存储的可靠性、可用性和永续性。GDFS 作为一个社区驱动的去中心化系统，建立了完善的激励机制，对存储提供者进行奖励，对造假者进行惩戒，有效地协调了存储用户、存储资源提供者、元数据管理者和协调者之间的关系。

总而言之，数据唯一化保护了科研者的成果和利益，会让更多研究者敢于开放研究，也会为许多新入门的初级研究者降低一些科学研究的门槛。

AI 实验

随着 AI 技术的发展，实体动物的实验也无须我们操作，只要设定好实验程序，它们就可以更精确地完成整个实验。如果实验结果不理想，那么在追根溯源时，每一步的操作也有迹可循。光凭这一点，就可以解放很多马虎的实验者了，毕竟粗心大意也是人类难以克服的本性之一。对于现在的神经科学研究来说，数据整合是一个很关键的要素，虽然 20 世纪 90 年代，脑科学迅猛发展，促进了人类大脑工程项目的诞生，脑科学家们得到资助，鼓励他们在在线数据库上分享神经科学的研究数据，但是每个实验室收集数据的方法不同，处理也不同，最后上传得到的是不同格式的数据。如果未来 AI 技术成熟，由 AI 收集到的数据就可以是协调统一的，其中可以包括准确的元数据注释、描述协议、大脑结构与神经元的标准词汇表等。

另外，还有一种优势是元宇宙中的人工智能会取代现实世界中科研人员的劳动。例如，实验必须经过很多重复的流程，像蛋白质印记实验的配胶、电泳、转膜、显色，这些重复的实验步骤都是可以规定好程序交给 AI 进行的，这样就可以大大地节省科研人员的时间成本。

共享数据

构建线上虚拟的医疗信息平台，使得跨医院、诊所分享患者数据成为可能，这也会使得人类大脑功能失调与大脑疾病的生物学特征得到积累，从而在保护患者隐私的前提下，机器学习发掘档案，找到帕金森病、阿尔兹海默病、自闭症等疾病的显著特征及规律，用于临床诊断、预后预测、新疗法。

物联网、商业智能工具、人工智能的使用都有望在医疗信息的收集、提取、处理、分析、预测中得到应用，尤其是人工智能，它的分析方法一般包括机器学习和深度学习，前者是依据给定信息进行学习并找出规则的程序，主要优势在于可以识别过于微妙或隐藏于巨大数据库中的模式（人类很难发现），而后者是机器学习的一个子集，称为神经网络，采用更先进的技术，通过模拟生物神经系统行为进行学习。

医疗信息的共享会为减少临床错误（如用药、诊断、操作错误等）提供巨大帮助，并减少过度医疗和医疗资源的浪费。

趣味交流

在元宇宙中，学术交流可以趣味横生、海纳百川，各国人员可以轻松地集聚一堂，这一点在新冠疫情中我们是被迫体验到了，但以线上形式的讲解难免会缺乏互动性和操作性，而在虚拟世界中，随时随地即可开启会议，会议背景可以即兴切换，实验成果也可以尽情展示，不用担心被不小心破坏，想要更深入的细节探讨，来个现场实验瞬间就可以调动所有科研人员的热忱。在疫情时，居家办公已经常态化，元宇宙会进一步拓展居家办公的边界，因为元宇宙的核心是"生活"在虚拟空间中的每个 ID 共同体验、创造、分享自己的内容，这种形式的交互会打破现实中的传统办公形式的壁垒，从而创造出崭新的、前所未有的办公形式，以及工作体验和社交关系。

如果元宇宙是互联网的第二次革命，那么未来也将会是医学研究的新革命，而现在的我们需要继续夯实并发展搭建元宇宙的基础技术。未来，随着元宇宙的发展，人类对医学的研究就不会再局限于一个狭小的领域，元宇宙会逐渐打开医学研究的广阔前景，开启脑科学的潘多拉魔盒，破除现实世界与虚拟世界的壁垒。

第三节　元宇宙对医疗产品研发与销售的影响

在近 30 年后的 2021 年，尼尔·史蒂芬在《雪崩》中构建的"平行于现实世界的虚拟数字世界"重新浮现于历史的湖面。元宇宙伴随着 VR、5G、人工智能等技术的涌现而快速发展，在互联网用户快速增长的现状下，企业这个现代经济的主要参与主体也必然会进入这个领域进行角逐。很多传统品牌为了在 Web 3.0 时代中抢占先机，均开始着手建立元宇宙团队。医疗卫生企业，作为推动全民健康不可或缺的一部分，势必在元宇宙蓬勃发展的大背景下完成转型。对于医疗企业，元宇宙影响最深刻的也一定是最核心的医疗器械、药品的研发与销售。

一、医疗器械研发

设想你正在运营一家元宇宙中的工业设计公司，这天收到了一封邮件，希望对某类医疗产品进行改进。这种改进的需求是基于高度集中的临床诊疗中心的反馈统计出的临床工作中最为突出、亟需解决的痛点。在元宇宙中，利用其极强的信息整合能力，人们可以轻而易举地统计出这类需求。在收到邮件后，你立即召开线上会议，下达任务项目书，正式立项，并着手进行设计和开发工作。

接下来，你准备根据具体的设计需求开始组建相应的设计开发团队。消息一经发布，元宇宙中的各个优秀的设计开发团队迅速做出反应，积极响应该项目的号召。经过你的层层筛选，最终确认了最适合的项目研发团队。

同时，市场部通过多次大数据统计分析及人工智能辅助，根据需求提出产品的功能、性能和安全要求及风险管理要求，完善产品的预期用途、性能、功效和使用要求，对人员、设备、生产环境等要求，安全性和可靠性，适用材料，使用寿命等方面内容。经过详审、确认、批准后形成相应的文件。

在确认产品之后，你的团队开始利用其行业内顶尖的专业知识，同时辅以元宇宙强大的资源整合和数据处理能力，设计出了符合需求的虚拟样品。这种数字化产品省去了现实生活中繁琐的工业步骤，可以在元宇宙中虚拟运行，研发者可以随意对其进行试验和演示，而使用者可以通过 VR 或 AR 技术身临其境地体验产品。这种体验早已突破现阶段虚拟现实技术仅对视觉及听觉的反馈，它更像是电影《头号玩家》中所描述的场景，通过专业的设备，让人们从视听嗅触等维度去体验平行世界中的事物。样品因为存在于元宇宙中，所以在其验证阶段可以供更多使用者体验产品，从而获得更多使用反馈来进一步完善产品设计。对于需要改进的部分，仅需修改样品的代码，从而大大缩短产品设计的周期，降低产品设计的成本。同时，这种虚拟化的产品，更可以根据不同地区、不同医疗团队的特点及习惯，为之个性化地定制产品，从而使之更好地为临床工作服务。

经过一段时间的多方验证，产品就可以定型，接下来便要将虚拟产品实体化。此过程需要整合实业企业的生产力，而在元宇宙中，可以将生产力最大化，并协调建立起最为高效的产业链。设计公司给线下各生产厂家提供产品标准、产品图纸、部件清单等生产资料，再通过 3D 打印等先进制造技术完成产品零部件生产，将各个软硬件汇总组装，最终得到实体化的设计产品。由于在元宇宙中已经经过虚拟化的产品验证，接下来的临床验证阶段可以节约大量的时间和经济成本。

同时，利用这种高效的生产模式，你还与临床医院合作开展了大规模的临床实验项目。不断迭代升级的新设备为发现临床问题提供新角度，为解决临床问题提供新思路和新方法。各类临床实验可以分为线上和线下两部分，在节省人力、物力的同时，获得了大量临床资料，为进一步完善临床诊疗体系提供了确实依据。

待完成最终的临床验证阶段，产品便可进入大规模的量产阶段。之前少量试生产所积累的经验使得此次的生产过程更加得心应手，进一步提升了生产效率。当产品正式进入临床之后，你的工作并未结束，此时你将收到广泛的临床使用评价，类似产品的对比评价，从这些评价中可以提取出产品进一步的改进意见。这样就可以实现从线上到线下的设计—验证—改进的良性循环。

二、医药研发

医药研发作为整个医药产业链的中游环节，连接着制药工业，也决定着药企未来数十年的企业价值和生命力。在过去的百年，欧美发达国家的医药行业快速发展，巨头医药企业林立，并形成了以西药为核心的、较为成熟的产业链结构。同样，随着中医药学与西药的融合和借鉴，在中药现代化的发展进程之下，也逐渐形成了以中药为核心的产业链格局。

　　传统模式存在新药研发环节多、费用高、周期长和成功率低等问题。塔夫茨药物开发研究中心（Tufts Center for the Study of Drug Development）的数据显示：开发一种新药的平均成本为 26 亿美元；一种新药上市的平均时间约为 12 年；大约只有 10% 的候选药物能从第一阶段测试走向市场。德勤（Deloitte）的数据显示：2017 年，美国最大的生物制药公司的投资回报率下降至 3.2%。

　　而元宇宙的崛起，为新药研发带来了新方向。这些技术的价值在于，它们能够快速处理大量复杂的结构化和非结构化数据，为相关人员的实际操作提供建议，从而降低成本、缩短药物上市时间并在市场上获得竞争优势。利用人工智能及云计算等强大算力，不仅能够挖掘出不易被发现的隐性关系，还能够构建药物、疾病和基因之间的深层次关系。同时，可对候选化合物进行虚拟筛选，更快地筛选出具有较高活性的化合物，为后期临床试验做准备。

　　目前人工智能技术在药物研发中的应用主要表现在 7 个场景：靶点药物研发、候选药物挖掘、化合物筛选、预测药物动力学性质、药物晶型预测、辅助病理生物学研究和发掘药物新适应症。来自科技公司 Tech Emergence 的一份报告研究了所有行业的人工智能应用，结果表明：人工智能可以将新药研发的成功率从 12% 提高至 14%，可以为生物制药行业节省数十亿美元。

　　另外，虚拟制药在未来对降低药价必然产生作用。这也将进一步减轻患者用药负担，给患者提供更多高质药品的选择。一方面，药企不必因为研发失败过多而将成本转移给患者；另一方面，虚拟制药能够提高新药上市速度，可以进一步平衡研发成本。

　　从患者角度来看，元宇宙带来的最大变革便是诊疗方案的高度个性化定制。厂家可以根据不同患者的个体化差异，为其量身打造医疗器械和药品。在现实生活中，患者与厂家之间缺乏直接沟通的渠道，而在元宇宙中，这种壁垒被轻易打破，患者可以和厂家面对面交流。例如，当为骨折患者定制内固定支具时，厂家可以通过患者个人数据直接生产专门为其打造的支具；又如，癌症患者接受分子靶向治疗时，药企可以获取特定患者的分子表型，从而生产出特定的针对性药物。元宇宙中的生产企业对整个产业链的高度集中调配，使得产品从设计生产到临床应用的周期极短，人们就不用担心个性化定制药械的即时性。

医疗产品的研发是团队运作的系统工程，涵盖学科包括硬件、软件、算法、芯片以及生物科技、临床医学等跨学科产业。现阶段产品完成技术升级的过程漫长，龙头优势不断叠加和积累，产品做到被市场广泛认可还需要长时间的积淀。医疗器械的改进型创新模式，除非发生整个领域底层逻辑的变化，否则行业会呈现出稳定增长、强者恒强的局面。而元宇宙作为一种新兴的宏大世界观，向现代生产发展模式提出了革命性挑战，其发展除了极大地促进社会生产力发展外，更为中小型医疗产品设计企业提供更多可能性，打破元老级企业对某方面医疗产品的垄断，促使多企业、多团队齐头并进，呈现出竞争发展的良性局面。

三、医疗科普类软件研发

除开疾病的直接治疗手段，用户掌握一种疾病的判断能力，第一时间发现疾病，并主动进行相关医疗工作的配合，则是整个医疗工作顺利开展的前提。然而，科普工作向来都较为专业，且对于没有相关知识的非专业人员来说，整个过程是相当乏味且难以理解的，以往的硬科普方式表明其对于一般用户的效果基本都是很差的，用户在关键时刻很可能会出现遗忘或误诊的情况。如何为用户打造合适的科普途径，让用户在潜移默化中接受科普，并拥有一定的判断能力，元宇宙能够很好地解决这一问题。

基于元宇宙本身的高互动性、高现实性的特点，结合游戏的呈现方式，科普人员能够为用户提供一场从病理到治疗过程的全方位科普体验，即用户在放松的过程中，收获关于医疗相关的常识知识。在这一领域上，腾讯率先进行了尝试，2021 年 5 月推出了一款以人体免疫为核心科普点的科普类游戏——《健康保卫战》。

《健康保卫战》是一款以科普健康和免疫知识为目标的塔防游戏，在设计之初考虑的重点有以下几个方面：如何把控专业内容的深度，既做到了科普，也做到了不会太过晦涩难懂；如何让所有的知识是专业严谨、无纰漏的；如何让游戏的核心玩法与健康或免疫题材结合得自然，让用户易于理解和带入；如何让科普"更有温度"，即让用户体验到的是一个鲜活而有亲近感的世界。《健康保卫战》作为一款科普类游戏，对这几个重点均不容忽视，再结合元宇宙的数字化技术特点，想必会发挥出更好的价值。

《健康保卫战》的游戏化设计也是十分巧妙的。首先它利用塔防玩法这种表达攻守关系的模型，来模拟还原人体微观世界中免疫细胞抵抗外来病原体的过程。塔防是大众熟知且容易上手的玩法，这使得科普变得更为自然且易于理解。其次，它利用游戏内的反馈体系，即知识图鉴、问答题目等系统来不断强化科普知识的传递有效性（图 2.3）。

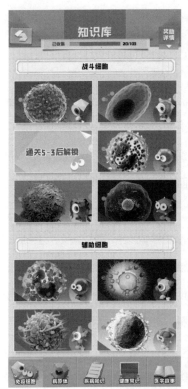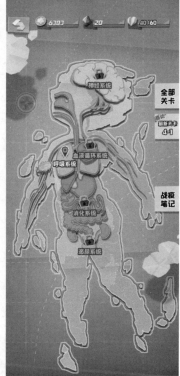

图 2.3　《健康保卫战》游戏

注：原图由腾讯科技（深圳）有限公司提供。

数字化技术为医疗行业赋能是大势所趋，游戏在其中扮演的角色应当是发挥游戏化的特长，即拉近和患者的距离，降低使用门槛，提高依从性。目前在国内外都已诞生了具备从 0 到 1 象征意义的数字药物，辅助治疗儿童多动症，降低抑郁，改善心理状况等。我们认为这些数字药物随着积累更多的临床经验，会更好地帮助未来游戏化医疗产品的研发，在未来也许会有更多的患者不再需要频繁到医院进行就诊和康复，而是居家使用对应的数字媒体即可达到不错的效果，这将大大地提升病患的体验，提升医疗行业的运转效率。

四、医疗产品营销

营销是企业的开始，也是企业的终端。医疗产品领域的营销特点更加突出，复杂程度较其他行业亦更甚。首先，其要求销售人员不仅对自己所出售产品的特点一定要做到了若指掌，对自己品牌的产品特性、参数、优势要做到倒背如流，而且更需要面对复杂的销售对象与社会关系，从医院院长到科室主任，从器械科科长到科室医生，这些人员的态度好坏都有可能影响到是否能够成交。其次，要从上到下全面了解医院内的组织架构以及所接触到的所有岗位在医院内承担怎样的责任。这样才能有的放矢地进行推销。再次，在拜访医院之前先通过其他渠道了解一下医院的整体资料，如医院的等级、经营状况，以及目前所拥有的大型医疗设备、医院的人事情况、主要人员的职务等，也要注意区分公立医院和私立医院之间的区别。

元宇宙中的品牌营销拓展了商业品牌发展的空间。对于品牌而言，它们可以走出现实世界，进入虚拟世界，品牌将拥有新的经济、货币、消费环境和用户行为。目前，已有不少品牌开始了在元宇宙中进行品牌营销的尝试，抓住元宇宙中的营销机遇已经成为各大品牌的共识。例如，耐克、迪士尼、Snap 和 Facebook 等品牌正在创建虚拟社区、提供虚拟内容、打造资产、为用户提供时尚和艺术体验。以电子游戏广告科技公司 Bidstack 为例，Bidstack 最初从事现实世界的户外广告投放工作，但现在他们已将该技术移植到虚拟世界。在虚拟世界中，Bidstack 可以在虚拟广告牌上投放广告，在虚拟体育场馆投放赞助信息。这是将现实世界以虚拟形式呈现的一种典型形式。

医疗销售在元宇宙中打造良好的品牌形象，扩大品牌知名度并不困难，而且元宇宙中高度集成的医疗模式与高度信息化的商业模式更为寻找目标客户、发掘潜在客户提供了更多途径。当别人还在绞尽脑汁、想方设法地接近了解客户的时候，你已经在弹指一挥间将所有产品资料发送到了客户的电脑上。跳脱出尴尬死板的 PPT 展示与催眠曲般的演讲台词，利用 AR、VR 等技术，你能做的不仅是随时随地让客户身临其境地体验产品，还可以带他们观摩产品生产线、品味企业文化，与企业领导随意攀谈，让其领略企业经营的核心理念，了解企业战略布局和长远规划。彼时，与客户对接的不只是医疗销售本人，更是整个团队、整个企业对目标客户的文化输出。这种消费者和品牌互动方式的变化，使得品牌不再是品牌的所有产品和服务，而是逐渐扩大为每个客户的接触点和互动的总和。商业品牌和消费者之间的这种双向互动和动态的关系需要数字和物理世界的一致性。这促使品牌将与自身产品相关的体验融合到一个生态系统中，这个生态系统正是通过元宇宙来实现的。

总结来说，以上种种设想，虽然乍看似乎天马行空，实则蕴含着未来的无限可能，人们也在向这种展望逐步推进。诚然，在完善元宇宙建设的道路上存在诸多困难与阻力，更有业界专家学者表示元宇宙只是当代互联网环境下催生出的泡沫。但不可否认的是，集合多种最新科技和理念打造出的元宇宙极有可能实现让品牌和消费者和谐共生的新生态，未来品牌在营销活动中也需要开拓视野，把更多精力放在虚拟世界的探索中。

第四节　元宇宙改变医学传承

一、在线教育与元宇宙教育

　　新冠肺炎疫情让全球的教育领域面临前所未有的挑战，在线教育应运而生。其备受追捧的同时却又饱受争议。一方面，随着"互联网+"时代的到来，教学资源层出不穷，有的教学资源甚至具有集全世界优质教学资源于一体的势头。学生们坐拥丰富的学习资料，充实知识储备在理论上变得极其便捷。但枯燥的视频或直播使线上教学缺少了参与感，同时少了老师们面对面的监督，这导致有些学生的学习效率反而下降了。为了解决这个问题，无数家长在线下代替了老师的监督职能，开启了自己的"磨难"。"如果也能让老师们突破屏幕的界限""如果孩子们不仅仅是对着屏幕看，而是身临其境、声临其境，获得沉浸式的学习体验，那会使学习变得既生动有趣又不失严肃性"，相信这已经成了不少家长对在线教育的渴望。在这种驱动力之下，虽然目前的数字化线上教学仍多以图片、文字结合为主，但我们有理由相信沉浸式学习的那一天终究会到来。

　　学习方式是不断发展变化的，从最开始的面传直授，到文字发明，书籍承载了主要的传播功能，再到后来随着复读机、幻灯片等的发明而出现了有声读物，而现在随着网络的兴起而出现了高速前进的视频教学、线上教学。教学方式随着时代而不断发展、随着技术革新而不断创新。当元宇宙的概念再次兴起，已有多所大学将元宇宙与教学联系，结合最新的信息载体技术与成熟的教学系统，开始了在元宇宙教育土壤的拓荒与开垦。虚拟教学、5G技术、集成式、模块化沉浸式远程教育等词汇开始不断冲击我们的感官。但是在现有技术还不能给教育发展瓶颈带来突破的背景下，教育元宇宙的出现将带来怎样的影响还难有明确的推论。马克·扎克伯格（Mark Elliot Zuckerberg）曾言："VR、AR等技术将是打造'元宇宙＋'教育的强大工具。"根据这个思路，在元宇宙时代，学生们戴上VR眼镜，就能来到虚拟教学空间，接触现实世界不便观察到的教学模型，如行星的运动轨迹、人体器官等。但元宇宙绝不仅仅是在线教育的延续，绝不会仅仅止步于VR或者AR。元宇宙带来的医学传承前景包括了两方面：元宇宙将打破我们所习惯的现实世界物理规则，以全新方式维护和传承医学；元宇宙将与不同产业深度融合，以新模式、新业态去传承医学。

二、元宇宙中医学教育的样貌

基于扩展现实技术提供沉浸式体验，基于数字孪生技术生成现实世界的镜像，基于区块链技术搭建信息保密框架，我们将虚拟世界与现实世界在经济系统、社交系统、身份系统上密切融合。我们相信，元宇宙与教学的融合将会使教育发生翻天覆地的改变，对于医学教育会更为明显。

使用在公共卫生领域运用的教学类游戏。例如，为医者提供临床手术外的训练机会对于整个手术技巧的提升有着积极影响。荷兰格罗宁根大学医学中心的霍德梅克（Henk Ten Cate Hoedemaker）博士在一次报告中发现，电子游戏爱好者的外科医生通常具备更好的微创手术技巧，于是他携团队制作了一款名为《地下铁路》（Underground）的游戏。游戏以冒险故事为背景，基于任天堂 Wii U 平台配以游戏控制器，以趣味任务的形式重现真实手术中的技术难点。医生需要对周围环境高度关注，以避免操作失误。数据证明，在强交互模式下，这款游戏的玩家在微创手术测试中会取得更好的表现。BreakAway Games 开发的《生命体征：ED》（Vital Signs: ED）也是该领域的代表作，模拟了急诊室的真实情况，囊括生命体征管理、创伤处理等，玩家需对其采用最适当的处理方式，并具备多任务处理的能力。游戏正是通过这样的方式来减轻玩家面对现实世界医疗情况时的心理压力。

我们可以让当年医学前辈的教学场景重现，使学生们身临其境地参加世界上第一台外科手术、参加第一次抗生素的应用，体会伟大进步的历史时刻，感受当年的学习氛围，从而能够具体准确地理解医学发展的每一个晦涩概念与思想核心；我们甚至能置身于当年的场景，与医学先驱们进行直接的对话与交流，"什么是帽状腱膜？""什么是 Cushing 综合征？"学生们对这些前辈们在数年的临床实践中所遇到的各种各样的问题、他们所说的每一个知识点都能镌刻于心。

我们能够使学生进入虚拟场景，化身为一个"细菌"去感受自己如何突破人体的免疫屏障，化身为一个"白细胞"去与病原体们进行搏斗，化身成为"神经元"去管理我们躯体的一切……当你切身参与了机体的生理更新这一伟大工作，一个个难懂的知识点也就变成了普通的日常。我们可以给学生们提供患者所患疾病的360°视图，戴上VR眼镜就可以练习病情交流、体格检查，甚至必要的时候可以直接模拟解剖、进行"实操"。直接近距离观察人体内部的解剖构造，难道不比翻阅解剖图谱来得更深刻吗？

当进入临床学习阶段时，我们可以对某一患者进行"数字孪生"。学生们对"孪生患者"进行诊断与治疗，甚至能够进行一场逼真的模拟手术，并结合更新的"孪生信息"得知自己的诊断与治疗结果。学生在成为能够独当一面的医生之前，所要进行的无数次练习、所要掌握的人体生理结构与病理病变的关系、所要花费的漫长时间，都会被尽可能地加速，同时又不会受到场地、资源等因素的阻碍。

同时，元宇宙下的医学教学又能最大程度对学生实现个性化。教育部在线教育研究中心学术委员会委员、清华大学学堂在线总裁王帅国认为，元宇宙下的课堂场景，每个反应可以变成一个具象化的符号，比如某个学生对教师的讲解表示疑惑，头上就会出一个问号，方便教师及时捕捉反馈。带教老师在教学过程中，凭借符号化的反馈情况就能够对每个学生进行实时的辅导。借此，知识的传播也变得更加准确和省时，免去了问题遗留到"明天"的麻烦。同时，学生们可以根据自己的薄弱环节，在课后再进行针对性的练习，将节省的时间用于兴趣领域的拓展。这种个性化知识传承的日常化，对于知识点浩如烟海的医学来说无疑是意义巨大的。

当然，元宇宙创造的教学场景不仅是真实世界的信息回顾，还是对真实世界信息充分推演的信息拓展。医生如果在手术之前通过VR模拟患者的人体器官，先进行一次模拟手术，就能更准确地制订手术计划，这为成功完成手术奠定了基础。

三、元宇宙改变医学教育壁垒

正如前文所述，医学领域充满信息壁垒，医学教学同样被这堵高墙包围着。最直观的表述就是那些教学资源好的医院，将自己的医学知识或者经验传授给自己的学生，培养出优质的医生。但是对于基础相对薄弱的医院来说，可能需要花费数十年的时间才能积累到相同的教学和临床资源。在这期间，那些走在前列的医院则积累了更多的知识，除了培养更多的优质医生外，还占据了更多的社会和患者资源。"强者恒强"的循环使得学生们必须始终奔向那些顶级的医院。例如，世界知名的麻省总医院即是从1846年威廉·莫顿（William T.G. Morton）医生公开演示了乙醚麻醉下的外科手术开始逐步积累成了世界顶级的巨无霸，仅在2020年，它的新技术披露达到384个，知识产权应用达到1483个，完成了484份已颁发专利，版税和许可结果达到1.429亿美元，这怎能不让全球最顶尖的医学生们心驰神往。

想要打破这层壁垒，只有寄希望于元宇宙，寄希望于在元宇宙中实现更好的资源共享。那些新兴的医疗体，通过共享信息建立起超越传统模式的更大、更全的数据库，甚至可以倒逼那些传统的医疗巨擘加入其中。再想象一下，元宇宙让各地优秀教师和学生可以同时进入统一场景，不同的学校只需要提供空间场所，学生们就能进入高水平教师的课堂。如果说现在一位优秀的医学前辈线下授课，一堂课只能容纳100人，那么元宇宙的出现，就会改变这仅能容纳100人的局限。课堂的人数不再受限制，这不仅照顾到不方便来课堂上课或者没有资格进入这个教室的人，还为医学传承创造了便利条件，使得渴望学习的同学更方便获取知识。与之相伴随的是老师的职能也会变化，老师将会从为学生授课转换为辅助同学在元宇宙中探寻方向，因为信息的获取已经变得客观而不受个人限制。在这样的环境下，从一开始上课就能保证所有学生得到公平且优质的教育。我们一直希望的"教育公平"将被轻易实现，更多的人才被快速培养，教育革命终将来临。

知识传播的覆盖面广了，受众不再有限制；距离传播更远了，空间不再有限制，时间与空间的结合不正是"宇宙"吗？唯此，信息才不会成为人类进步的壁垒，知识才能被更高效地传承和更新，科学才能被更高速地推动进步。

元宇宙使设计一种超越时间和空间的新体验成为可能。元宇宙下的教育能够利用近乎无限的空间和时间，使我们感受到现实世界中近乎不可能的体验。在元宇宙中，知识最终都会被具象化地展示。基于完美的自由度，用户可以在元宇宙中体验各种学校的知识，这也使知识得到了更加有效的传承。

目前还在孕育阶段的元宇宙还不能实现全产业覆盖、虚实互通，但对于互联网的传媒业而言，元宇宙早已是媒体深度融合进程中不可忽视的存在。媒体与元宇宙深度融合并协同发展，利用元宇宙传播医学。基于现实角度就元宇宙视域下如何利用好媒体去进行医疗传承是未来发展需要思考的问题，也是当下和未来为传媒与医学合作发展提供的有益启示。元宇宙在未来将会为每个人创造新的学习生活空间。

总而言之，医学教学、医学传承也是文化传承的一部分。我们接纳先人已有的，探索当前未知的，再传递给后代我们所掌握的一切，如此往复循环。对于医学而言，我们传递的每一条知识还包含着前人挑战疾病的勇气以及守卫他人健康的责任。医学的传承是勇气和生命的赞歌。愿这赞歌在元宇宙中谱写得更加宏伟壮丽。

第五节　新的治疗方式的涌现

"健康 4.0"与"工业 4.0"一致，鼓励将最新技术应用于医疗保健。虚拟现实是"健康 4.0"愿景的重要潜在组成部分。因此，"健康 4.0"能为卫生保健相关者（特别是研究人员和服务提供者）提供有指导意义的见解，如整合更多创新疗法，强调心理益处，使用游戏元素，并引入设计研究。这有助于实现"健康 4.0"的愿景，并描绘前 20 年（2000—2020 年）健康元宇宙的生命地图（图 2.4）。

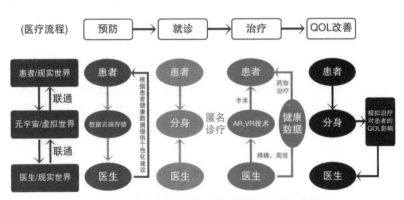

图 2.4　元宇宙在医疗流程中的适配性以及媒介作用

注：原图由陈玮琪提供。

在游戏用户已接近世界三分之一人口的今日，网络虚拟空间已经嵌入社会体系并形成了巨大的影响力。游戏已成为不可忽视的媒介渠道与内容表达窗口。研究人员就游戏的正向价值进行探索，发掘了游戏的一系列特性，并尝试将其作为工具，广泛运用在非游戏场域中。

2002 年，美国华盛顿的威尔逊中心（Wilson Center）就已发起"严肃游戏计划"来解决社会性难题。由此，游戏化这一概念应运而生。该词语在 2008 年首次出现，2010 年在各行业中兴起，2011 年国际游戏者开发大会上，"游戏化学习"这一名词得到了官方认可，即采用游戏设计元素及机制，如积分、排行榜、任务等，以易于理解的方式展现目标，并为用户提供及时反馈，引导用户使之得以解决问题、达到目的。在非游戏环境中将游戏的思维和设计形式进行融合，创造一个沉浸式的场景，能够有效地引导用户的心理倾向，进而提高参与度和忠诚度。例如，蛋白质折叠游戏 Foldit（折叠）支持玩家将蛋白质可视化并创新蛋白质设计，在新冠疫苗的研发过程中，医学家们也通过该游戏辅助学术研究。基于数字疗法的兴起与软硬件设施的加持，功能游戏产品在国外已经形成了较为完备的开发、运营体系，成为游戏行业的一大分支。欧洲国家一直是该领域的先行者，并而在功能游戏的布局中，用于医疗方面的产品研发位居世界前列。

　　元宇宙与游戏化凭借其高技术力和身份延伸的特点，未来将有机会参与到医疗的各个环节当中，以多种方式改变医疗模式。通过数字化手段或虚拟现实达成医学目的。

一、心理健康与功能游戏

　　我们必须想办法，让不能玩游戏的患者变得可以玩游戏，这样心理治疗才能够展开。患者只有在玩游戏时，才能展现出创造力。

　　——温尼科特（Donald W. Winnicott），《游戏与现实》（*Playing and Reality*）

　　通过对医疗行业的研究，我们发现，除去疾病本身带给患者的痛苦以外，心理问题在各个疾病中也是不可忽视的一部分。包括繁忙的生活安排和压力等因素，极大地影响着一个人的心理健康。随着时间的推移，心理因素能影响人体神经系统、免疫系统、内分泌系统，导致身体各系统的生理功能改变，从而产生其他疾病。对于那些饱受心理问题困扰的患者，用游戏来帮助他们完成治疗，他们会感觉处境安全。其中，最主要的应用是通过结合 VR 技术实现治疗目的，也有一些利用游戏化手段帮助患者完成目的。VR 技术用于心理健康治疗可以追溯到 20 世纪 90 年代中期。元宇宙中的数字体验可以对情绪和行为产生直接影响，可以缓解压力，唤起暂时的快乐。有几家公司正在开启元宇宙中的工作，目的是改变精神健康治疗的格局。注意缺陷多动障碍（ADHD）、恐惧症、创伤后应激障碍（PTSD）、与焦虑相关的情绪问题、幻觉和妄想是可以用元宇宙治疗的精神障碍，而其形式往往是"功能游戏"。在美国，数字药物的概念日益得到接受，游戏被归为数字药物的一个门类，这种治疗强调的是个性化、更精准，并可以自我形成一个治疗的闭环。可能的原因不是玩游戏这件事本身让患者的记忆力得到改善，而是在游戏中对多任务的尝试提高了额中叶的信号强度，从而训练了认知功能。

　　亚当·加扎利博士（Dr. Adam Gazzaley）是一名数字医学的先驱。作为一名资深的神经科学家和发明家，他曾指出，玩电子游戏的人可以更好、更快地利用接收的影像信息。2013 年，他在《自然》杂志上发表的《电子游戏训练增强了老年人的认知控制能力》（*Video Game Training Enhances Cognitive Control in Older Adults*）表明，设计一款专为老年人解决多任务处理认知缺陷的游戏，参与者在一月内每周 3 次的频率下，认知水平得到了有效提高，且具备可迁移性。这项研究突出了衰老大脑中前额叶认知控制系统的强大可塑性，并可以说明定制设计的视频游戏可以用于评估整个生命周期的认知能力，评估潜在的神经机制，并作为认知增强的强大工具。

加扎利博士于 2020 年获得全球游戏公民一奖，该奖项旨在表彰游戏玩家、游戏开发商或世界上任何其他使用游戏给世界带来积极改变或有着独特故事的人。他致力于推进治疗性视频游戏的开发，希望看到有一天，医生可以通过开出电子游戏的处方来让患者或广泛人群实现大脑逆龄的愿望。加扎利博士还是 Akili Interactive 公司（被评选为 2022 年全球最具创新力公司之一）的联合创始人兼首席科学顾问，公司所开发的"EndeavorRx"于 2020 年 6 月 15 日成为首款得到美国食品药品管理局（FDA）处方药认证的治疗多动症（ADHD）的 VR 视频游戏，产品从色彩搭配、游戏内形象、任务激励政策等方面进行了设计。通过同时呈现感觉和运动刺激，该游戏教患有多动症的儿童管理竞争性认知任务，在任务之间转移注意力，并忽略干扰物。多动症的一线干预包括药物和非药物干预，已显示出短期疗效，但现有的治疗方法具有限制其可接受性的缺点，如仅在给药时有效，药物治疗可能不适合某些患者；而数字疗法可以通过改善获取途径、最小副作用和低滥用可能性来解决这些限制。

该游戏具备多年的临床随机试验数据支持，取得"对儿童多动症有显著改善效果，并将不良事件的发生率降至最低"的效果。上述论文也发表于《柳叶刀》杂志的数字健康板块。

功能游戏对患者群体的影响也引起了政府的关注，尤其是对于医疗资源无法轻易取得的地方。回归功能本身，医疗类功能游戏提供了以"玩"为载体的拟真实世界。《Sparx》是一款由新西兰奥克兰大学的学生们在 2012 年开发的引导抑郁症患者管理病情的 3D 角色扮演游戏。游戏共 7 个模块，在每个模块开始前，游戏中会出现虚拟向导来教导玩家如何管理情绪和自己的行为，随后玩家进入游戏世界自主完成问题解决、闯关挑战等活动，随后与虚拟向导的沟通将使玩家反思如何将游戏内学到的事物迁移至现实中。目前在新西兰，《Sparx》已成为治疗抑郁症的辅助手段之一。实验显示，在平均年龄 15 岁的 168 位有心理问题的青少年中，有 44% 的孩子通过该款游戏恢复，高于传统治疗方式。2012 年发表在《英国医学杂志》上的研究也指出："对于中、轻度的抑郁症患者来说，这种疗法和面对面治疗一样有效。"开发人员表示相比传统治疗，《Sparx》无须让孩子面对一个陌生的成年人，并且成本更低、更容易实施。

该游戏已被加拿大努纳武特（Nunavut）政府引入用于青少年心理疾病的疗愈，并基于该国文化背景进行小幅调整。由此可见，各国政府在对远程医疗大力推广时，医疗类功能游戏已凭借其实时、稳定、沉浸感等特性抢占先机。在新冠肺炎疫情期间，这种形式的治疗方式广受临床医生欢迎。

腾讯与中山大学心理学系库逸轩教授课题组合作，依托 Roblox 平台开发了一款音乐视频游戏，并应用于青少年阈下抑郁的干预研究。该游戏操作简单，选用的音乐种类包括古典钢琴音乐、流行乐曲等，并已被广泛应用于与情绪障碍相关的治疗（图 2.5）。

中山大学心理学系库逸轩教授课题组考察了这款游戏对青少年阈下抑郁的干预效果，并探索了其作用机制。实验开始前，相关研究人员通过在社交媒体和其他在线平台上分发传单、海报和广告来招募被

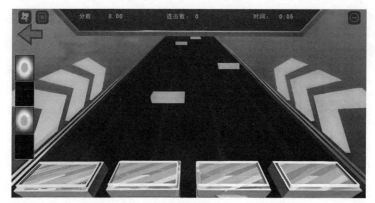

图 2.5　游戏界面

注：原图由腾讯科技（深圳）有限公司提供。

试。在排除了过去两周内玩音乐游戏时间超过 5 小时的被试以防止行为成瘾，以及被诊断为精神病、重度抑郁症、双相情感障碍的被试者后，研究者将剩下的阈下抑郁的大学生被试分为两组，分别为实验组和对照组。随后，实验组接受了为期4周，每周5次，每次至少20分钟，以音乐为主的休闲电子游戏训练。对照组被试则在没有任何干预的情况下进行日常生活活动。研究结果发现，与对照组相比，实验组显著缓解了焦虑和抑郁情绪，降低了压力水平。此外，在4周的训练过程中，实验组与对照组之间的差异也逐渐明显。可见音乐电子游戏对于改善情绪是有着正向效果的（图2.6）。

以往的研究发现，电子游戏的干预训练可能通过多种途径达到降低被试焦虑抑郁症状的效果，主要包括情绪维度和认知维度。一方面，电子游戏干预可能直接从情绪维度产生作用，它能为使用者提供轻松而愉快的游戏体验从而减轻他们的精神痛苦。另一方面，电子游戏干预也可以通过认知途径调节情绪。例如，人们在玩动作游戏时，大脑的执行功能（即个体对自己的思想和行动进行有意识控制的心理

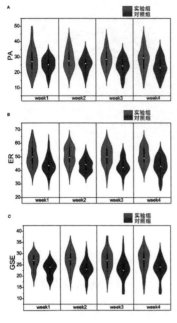

（A）在为期4周的视频游戏训练期间，实验组和对照组的PA得分的视频游戏训练图。

（B）在为期4周的视频游戏训练期间，实验组和对照组的ER得分的视频游戏训练图。

（C）在为期4周的视频游戏训练期间，实验互助和对照组的GSE得分的视频游戏训练图。

PA，积极情绪；

ER，情绪调节；

GSE，一般自我效能感。

图 2.6 试验结果

注：原图由腾讯科技（深圳）有限公司提供。

过程）会发挥比平时更强的作用，而执行功能接下来又会带动情绪调节。有效的情绪调节是保持完整社会功能的基本前提，在很大程度上决定了个体的身心健康。反过来说，过度的情绪反应、执行功能的个体差异、大脑情绪网络的异常调节等都有可能与焦虑症、抑郁症等疾病的产生有关。

本研究的量化分析发现，电子游戏干预还可能通过提升自我效能感进一步影响情绪。自我效能感指的是个体对自己是否有能力完成某一行为所进行的推测与判断。高自我效能感与低消极情绪、高积极情绪、高成就感息息相关。也就是说，自我效能感高的人更有自信去完成某项任务，乐于迎接应急情况的挑战，能够控制自暴自弃的想法。

电子游戏训练如若针对玩家设置合理的奖励体系，则有助于培养玩家在生活中持乐观自信的心态，从而帮助他们摆脱精神疾病、心理疾病的困扰。

虚拟现实辅助治疗的四个主要研究领域，即创伤后应激障碍、焦虑和恐惧相关障碍（A&F）、神经系统疾病和疼痛管理。

VR 被视为一种信息和教育工具，以及患者的康复工具。这个术语指的是一种新的技术集合，包括带有交互式 3D 可视化显卡的计算机或移动设备、控制器和嵌入位置跟踪器的头戴式显示器（HMDs）。随着这项技术的进步，可以创建更多沉浸式和令人满意的虚拟环境，从而支持学习、医疗和健康服务克服传统的限制。VR 可以显著改善各种医疗，使健康服务提供者能够通过创建虚拟 3D 环境为患者提供更积极的体验。此外，它还可以通过模拟系统协助健康服务人员收集和共享健康数据，在医疗决策和远程学习中发挥作用。VR 似乎有潜力成为"健康 4.0"愿景中的一个重要组成部分。

VR 在医疗保健领域的众多应用中，治疗方面最受关注。大量研究表明，VR 辅助治疗可以帮助患者保持身心健康。例如，VR 与认知行为疗法（CBT）或暴露疗法（ET）相结合，可以改善公共演讲焦虑和驾驶恐惧症等精神疾病。对于神经系统疾病，基于 VR 的运动游戏已被发现可以改善中风幸存者的上肢运动功能和日常自主权。此外，VR 还可作为疼痛管理的一种非侵入性治疗。此外，VR 还可以增强肺部疾病患者的情绪，缓解其焦虑和压力。有关虚拟现实游戏应用在各种临床疾患中的文献报道了令人鼓舞的成果，使临床医生更有可能在他们的研究和临床试验中使用 VR 模拟。因此，面向治疗的虚拟现实成为"健康 4.0"越来越重要的领域，虚拟现实辅助治疗已成为 VR 的主要应用之一。虚拟现实辅助治疗已经成为一个热门话题，大量研究者通过回顾虚拟现实辅助治疗的现状聚焦特定医疗条件，如康复、心理健康障碍、精神障碍、神经系统疾病、疼痛管理等方面。

二、创伤后应激障碍

创伤后应激障碍（Post-Traumatic Stress Disorder，PTSD）是人们经历超常的威胁性、灾难性的创伤事件后，最典型、最常见的心身障碍。缺乏有效的普遍治疗，使它可产生重大的公共卫生负担。受产生条件的限制，战争创伤成为一个重复性更强的领域，因而也获得了更多的研究聚焦。对于 PTSD 目前最常用被认为最有效的疗法是认知行为训练中的暴露疗法。该方法通过对创伤记忆的暴露或者想象，将个体放在能够引发创伤记忆但的安全环境中，并通过放松技术和治疗师的指导控制患者的恐惧水平，进而提升患者的自信心，达到治疗目的。其一般包括现实情境暴露与想象暴露等方法。自 VR 技术进入公众视野开始，暴露疗法与 VR 结合就获得相关研究者的广泛关注。

暴露疗法与 VR 结合，即虚拟现实暴露疗法（Virtual Reality Exposure Therapy，VRET）被认为是一种替代疗法，它使患者在计算机生成的沉浸式、交互式的三维环境中体验存在感，有助于最大限度地减少逃避行为策略，促进患者的情感参与。迪费德（Difede）等声称，VR 对于恐怖袭击的幸存者是有效的，它可以帮助那些不能参与传统想象疗法的人。沃尔什（Walshe）等人开发了一个包含虚拟驾驶游戏和虚拟环境的暴露程序，他们发现使用这种计算机生成的环境来治疗因交通事故引起的 PTSD 是可行的，即使患者的病情伴有抑郁症状。每周的训练时间约为 1 小时，平均分为 3 次，每次刺激持续约 15 分钟，休息 5 分钟。暴露游戏包括在不同交通密度、不同天气和不同照明条件下驾车穿过乡村和城市的场景。同时结合心率监测器用于记录筛查评估的心率，以反馈给受试者，并作为测量变化的指标。

三、焦虑和恐惧相关障碍

焦虑和恐惧相关障碍（Anxiety and Fear Related Disorder, A&F）——在临床中，恐惧可以被视为对特定线索的反应，而焦虑则是一种更持久的现象，不出现在特定的情景中，但这两种情况都会使很多人产生情绪障碍。一些研究报告称，基于虚拟现实的疗法可以为焦虑症提供长期的治疗效果。

在 A&F 治疗中，VR 与现实一样能有效诱导情绪反应，在暴露治疗中应用 VR 极具价值。然而，基于 VR 的认知行为治疗（VR-CBT）已有多项研究，因为 VR-CBT 是焦虑症的标准循证心理治疗。其他一些治疗方法也出现在这个领域，包括正念治疗和谈话治疗。此外，一些研究强调了治疗过程中的游戏元素。例如，姜（Jiang）等人开发的虚拟蹦极环境，初步说明了 VRET 治疗恐高症的有效性。本研究的目的是开发廉价和更现实的虚拟环境，用于治疗恐高症的暴露疗法。它是基于一台个人电脑，虚拟场景由一个大城市中心的蹦极塔组成。它包括一个开放式电梯，周围有一个塔旁的道具，让患者感到虚拟现实环境有更真实的高度。

让我们将功能游戏进一步推至面对面的临床应用讨论上。在电子游戏与心理学议题探讨中，开放类游戏被视作为心理工作提供空间的游戏内容，具备探索主观情境、未知领域的功能，具有个体化创造的价值，可以对自己、他人或世界的关系进行发掘与阐释。温尼科特撰有《游戏与现实》一书，其中提到了游戏治疗与客体关系这一概念。他认为游戏给儿童创造了一个安全但充满不确定性的探索空间，在虚拟环境下处理现实问题，给予现实生活中少有的掌控感，又无须承担现实世界的后果。这一结论亦可推向成年人。在游戏世界中会给患者提供疗愈作用，更好的调动情绪、认知、行为的共同作用，并吸引患者注意力。这一观点也被多个研究学者证实，如凯默伦（Kemmeren）提出，在面对面治疗中使用游戏的混合疗法，已被证明可以产生积极的治疗评价、高治疗满意度和更好的结果。这样的混合方法也被证明可以节省治疗师的时间，并有助于保持治疗的效果。

四、神经系统疾病

游戏作为一个虚实相生的世界，在虚拟领域已经居于前列。这一产业与技术共生发展，同时 VR 技术的引入对于交互感的提升、构建越来越逼真的虚拟世界，甚至是虚拟现实起到了重要作用。游戏本质其实还是一个线上运营的数据中心。例如，游戏平台在用户参与游戏的过程中积累了大量的用户数据，像用户的行为、喜好等。基于以上条件，游戏以产品形式充分发挥沉浸式和互动反馈的价值，与医疗领域嫁接，或可产生更好的效果。

除了心理学领域的研究外，在解析脑认知功能、探究人类认识和研究意识、神经原理等方面，游戏也可以作为一个很好的数字化工具。

神经系统疾病包括运动障碍、神经认知障碍、脑血管疾病和脑瘫等。传统疗法和虚拟现实疗法是该领域讨论最多的两种疗法。虚拟现实疗法主要与传统疗法结合，如运动、严肃游戏、镜像和动作疗法。

功能磁共振成像（fMRI）是研究神经系统疾病的一种先进方法，可用于探讨神经康复患者的神经可塑性。VR 和这种成像技术之间的兼容，使研究人员能够在记录大脑活动变化的同时，呈现具有高生态有效性的多模态刺激，这也是有益的治疗。观察到的神经重组结果为虚拟现实康复的有效性提供了令人信服的证据。

以"功能游戏"为形式而出现的虚拟现实疗法是一种交互式的、令人愉快的干预手段，最近被证明可以改善慢性偏瘫患者的上肢运动功能，提高患者的依从性。虚拟现实疗法能够创建一个虚拟的康复场景，在这个场景中，练习的强度和感觉反馈可以被系统地操纵，从而为儿童或有神经障碍的成人提供最合适的、个性化的、基于游戏的运动再训练。通过不同的运动游戏，用 fMRI 检测脑瘫患儿在 VR 治疗过程中平滑肌细胞的神经可塑性变化。这些变化似乎与患肢适龄运动技能的增强密切相关，支持了基于神经可塑性原理的 VR 治疗偏瘫性脑瘫儿童的有效性。

因此，VR 可以让患者享受定制治疗。对于治疗师来说，VR 可以用来观测患者的病情，这对研究工作很有用。此外，VR 在神经系统疾病治疗中的应用具有很大的灵活性。这种干预可以在家中进行，可以成为基于家庭的补充治疗，它将成为个性化治疗和远程医疗的一个基本方面。

在面对一些较为特殊的神经系统疾病，如自闭症等，依赖传统的治疗手段则很难产生较好的效果。自闭症被学界称为"最值得抢救的疾病"，是一种脑神经发育障碍，核心症状是社交沟通障碍与刻板行为、兴趣局限。而目前大部分的训练手段都是基于行为来改善症状，缺乏直接针对根源性脑神经障碍的科学干预手段。

在这一领域，国内知名非侵入式脑机接口企业 BrainCo 强脑科技推出了一款名为"开星果脑机接口社交沟通训练系统"的产品，针对脑神经发育提供了创新的干预方式。产品在使用基于行为干预的传统治疗方式的同时，结合人工智能和脑机接口技术的闭环训练及 mu 波（一种社交相关的脑电波）的人工智能算法，通过升级版的脑电波神经反馈训练，获得了更为有效的治疗效果，能够精准、及时地对训练中的社交脑网络神经活动进行强化，促进对应脑区的神经可塑性，提高自闭症大脑对社交和语言等外界信息的反应性与接收能力，取得了不错的干预效果。训练教程针对自闭症核心的社交、言语和思维障碍。

神经反馈训练技术是基于脑科学和行为科学学习理论发展起来的、改善大脑功能与结构的方法。神经反馈训练的具体做法，是对与特定功能相关的脑神经活动（如 β 波的波幅）进行测量，并将测量结果以视觉、听觉、触觉等方式实时反馈给受训练者，通过一定的训练手段（如奖励、强化机制），帮助受训练者对目标脑神经活动进行自主调节。基于神经可塑性，受训练者可以改善脑神经活动，修复或提升对应的大脑功能。

　　游戏与脑科学的碰撞给功能性探索提供了更大的空间，在这一领域，世纪华通旗下的盛趣游戏是国内最早一批研究脑科学的游戏企业，并于 2020 年与浙江大学共建了"传奇创新研究中心"，专注于脑科学的基础研究。在此基础上，盛趣游戏母公司世纪华通孵化了生态企业数药智能，加快数字药物的研发。阿尔兹海默病（即老年痴呆症）是一种逐渐发展的、进行性疾病，通常影响老年人。这种疾病会损害大脑中的神经元，导致认知功能的逐渐退化。随着阿尔兹海默病的发展，患者很难处理日常任务。常见的阿尔兹海默病的筛查方式包括与医生面对面测试、影像学、生物标志物检查、基因检测等，但由于阿尔兹海默病发病机制并未完全清晰，且尚无特效治疗方法，对医疗人员挑战较大。VR 游戏和"数字药物"的出现可能为患者诊断和治疗提供了新的思路。此前，陈天桥雒芊芊研究院（以下简称 TCCI）首个脑科学前沿实验室与盛趣游戏达成合作，利用 VR 游戏进行阿尔兹海默病的筛查，根据病情发展定制老人的康复系统。游戏内搭建了生活化场景，包括超市、餐厅、大楼等，为老人设定了一系列任务，并结合算法和任务完成度、准确性等对患者进行评估，结合游戏化手段提供奖励机制。研究人员表示，在数百人的试验中，该项目受到老人们的欢迎，取得了较好的效果。

　　依托相关的成果，数药智能又研发了儿童自闭症 VR 筛查与训练系统，该系统基于虚拟现实的沉浸模式以及仿真互动方式进行目标训练，对自闭症患者的行为数据记录分析，做病情的评估和康复干预，融合教育和家长培训服务，帮助儿童融入集体环境。

五、疼痛管理

虚拟现实控制疼痛？是的，在住院患者、患有慢性疼痛或烧伤的人之间控制疼痛是可能的。在未来几年里，虚拟现实技术将以更好、更先进的形式出现，其似乎是治疗和管理疼痛的最有前途、最有力的非侵入性工具。虚拟现实是一种身心治疗，可以分散人们对疼痛的注意力，并阻止疼痛信号到达大脑。它就像是传统疼痛管理技术的无药补充。VR 疼痛管理程序可以帮助减少患者的恐惧和焦虑，特别是对儿童和老年人。治疗性虚拟现实有可能消除对止痛药物的需求和与之相关的副作用。

无法控制的疼痛对生活质量有普遍的潜在负面影响。虚拟现实技术已广泛应用于疼痛的医疗实践，并取得了积极的效果。烧伤所致的疼痛成为 VR 治疗的关注点。施密特（Schmitt）等人的一项用 VR 对儿童烧伤进行分心治疗的研究表明，其显著提高了患者的兴趣水平。早在 1998 年，华盛顿大学认知心理学家亨特·霍夫曼（Hunter Hoffman）和威斯康星大学疼痛研究员大卫·帕特森（David Patterson）带领团队开发了《雪世界》（SnowWorld），使用的是 MultiGen-Paradigm 公司的 VEGA 开发软件，最近由 Firsthand 公司升级。

儿科烧伤患者在伤口护理期间可使用该产品，以游戏形式疗愈自身。医生让患者头戴 VR 设备漂浮在白雪世界的峡谷中。白雪世界描绘了一个不断变化的、冰冷的三维虚拟峡谷。通过凝视和按键盘或鼠标按钮，引导患者向企鹅、雪人、猛犸象等"投掷"雪球，结合背景音乐立体声以及与视觉效果同步的音效，让他们逃离护理伤口时面对的极度疼痛。研究表明，该游戏通过转移注意力疗法显著减少了患者不适以及对镇痛剂药物的需求，对疼痛管理极为有效。2011年的一项研究显示，对因爆炸烧伤的士兵来说，《雪世界》的止痛效果比吗啡更好。这款里程碑式的游戏在2006年展于库珀·休伊特史密森尼设计博物馆（Cooper Hewitt Smithsonian Design Museum）。

初步证据表明，虚拟现实技术可以作为一种辅助的、非药物的疼痛缓解技术用于多发性钝性创伤。虚拟现实并不能取代传统的镇痛方法，但镇痛效果不会因反复使用而失效。

六、大型疾病创新疗法

现代医学无论是在生理方向还是在心理方向，都开始关注游戏的治愈潜力。游戏化在行为改变中的应用不断扩展，发挥出巨大的潜力和价值，游戏通常与创造力和想象力联结在一起。在游戏过程当中不断涌现的画面、音乐是一个新的世界，而想象力就犹如一根风筝线，在无限广阔的世界里牵动着玩家的思绪，使他们循着游戏设计的思路飞得越来越高，乃至超出游戏，进入自我意识的境界。很多进行心理治疗的患者会在沟通的过程中会表现得过分紧张和拘束，面对面的沟通对他们来说可能并没有达到最佳效果。试想，医生如果避开"语言性质的沟通"这条大路，通过游戏化的方式来另辟蹊径，那么在游戏的过程中就可以从中立的角度观察患者在游戏内的行为动机，好比自闭症、抑郁症患者往往通过绘画的形式能够更真实地展现出内心世界的所思所想，而游戏所富有的创造性和想象力同样可以让患者产生主动敞开心扉的意愿。游戏能够在治疗过程中充当一种媒介，产生重塑行为动机等作用，并且作用的范围不仅局限于心理治疗，而是能够贯穿诊疗的全流程。

功能游戏也通过虚拟性受到对自己外表或说话感到焦虑的患者们的欢迎，无论是通过"虚拟化身"还是任一形式的数字创作，在线游戏提供了一种交流方式，帮助患者表达想法和感受。在医学研究中，"丰富环境"是指通过丰富的、刺激性的外部因素刺激人的不同感官，从而积极调动肢体活动或社交活动。研究显示，丰富环境刺激可促进突触再生、毛细血管生成，而大脑兴奋性活动改善可提高认知水平。游戏一定意义上是该理论的佐证，游戏内置的沉浸式音频，头显等设备提供的真实感视效给玩家提供了足够的探索空间与社交互动，对其学习、记忆和事物辨别等认知功能均有较好的促进作用。《Voracy Fish》是由法国 GENIOUS Healthcare 公司专门为中风患者上肢功能康复而开发的游戏。开发者为玩家创建了一个丰富的海洋宇宙，设置了完备的动画场景及声效，又引入了积分排名及多人竞争等标准游戏化手段。该游戏要求玩家在游戏中通过手臂执行不同动作来控制一只鱼，这样就可以在完成冒险的同时锻炼上肢做康复练习。游戏会记录每个患者的所有动作，使医护人员能够远程跟踪患者的运动和康复进展，并根据结果调整训练计划。该游戏也获得了法国 2012 年电子医疗会议的"最佳电子健康产业项目"奖。

七、神经反馈

神经反馈训练技术是基于脑科学和行为科学学习理论发展起来

的、改善大脑功能和结构的方法。神经反馈训练的具体做法是，对与特定功能相关的脑神经活动（比如 β 波的波幅）进行测量，并将测量结果以视觉、听觉、触觉等方式实时反馈给受训练者，通过一定的训练手段（如奖励、强化机制），帮助受训练者对目标脑神经活动进行自主调节。基于神经可塑性，受训练者可以改善脑神经活动，修复或提升对应的大脑功能。

基于神经反馈理论，BrainCo 强脑科技还研发了一款名为"意波波脑机接口注意力训练系统"的产品，能帮助儿童摆脱注意力不集中的问题。意波波系统通过给儿童视觉和听觉上的实时反馈，用脑电生物反馈从脑神经层面提升儿童对注意力的控制能力，引起儿童的兴趣。除此之外，训练内容也包括放松训练和认知能力训练，前者提供儿童正念放松的指引，而后者则将执行功能等认知训练以电子化和游戏化的形式呈现出来。

产品坚持从游戏化的角度出发，游戏化训练从画面、音乐到机制本身，都能充分调动起儿童的兴趣，让儿童自发训练、坚持训练，用意波波训练来代替打游戏、刷短视频，这对于儿童的身心发展有着积极的影响。例如，认知能力训练"拔萝卜"：儿童需要在规定的时间内，拔出需要的萝卜。这个训练锻炼的是儿童的抑制控制、快速反应和手眼脑协调能力，儿童不但要反应快，还要在看到灰萝卜时有意识地控制点击的冲动。这种能力扩展到生活和学习中时，能让儿童更专注在需要认真做的事情（如阅读、学习）上，并抑制其开小差的冲动。

在 BrainCo 强脑科技美国临床实验中，数据表明训练呈现显著的有效性，儿童的注意力问题及多动行为在试验的 5 周内有所改善：

75% 的儿童在注意力问题及多动行为上取得积极转变；康纳氏量表中3 个分项的 T 分数都有改善，并具有统计显著性；实验数据的效应值和同类研究相似，具有可信度。

此外，在上海国家儿童医学中心，两批 7~10 岁的学龄期儿童通过为期 3 个月的"执行功能动感 CLUB"训练课程（图 2.7），其家长前后评定的注意力与多动—冲动存在显著差异、执行功能评定得分有提升（其中任务启动、工作记忆有显著差异），参与儿童的家庭、生活技能、社会活动方面的功能得到提高，平衡功能跌倒指数显著降低。

由此可见，在面对较为年轻的群体时，充分利用游戏化特性，并结合脑机接口技术，也能够达到一定的治疗效果。

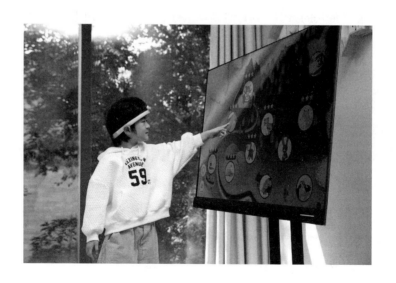

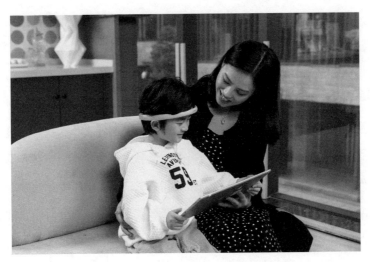

图 2.7 "执行功能动感 CLUB"训练课程

注：原图由浙江强脑科技有限公司提供。

八、可结合的游戏侧手段

游戏化的正反馈创造了冲破"半数法则"的可能，这里我们引入一个游戏设计中很重要的概念"心流"。其概念由匈牙利裔美国心理学家奇克森特米哈伊·米哈伊（Mihály Csíkszentmihályi）在 1975年最先提出，并在其著作《心流：最佳体验的心理学》（*Flow: The Psychology of Optimal Experience*）中具体描述并分析了"心流体验"。

这其实是一种特殊的心境状态。虽然人脑的运算速度可以达到千万比特级别，但是人的意识能够注意到或是说能够处理的信息就非常有限了。米哈伊指出，在任意时刻每个人能够注意的信息量约为110 比特 / 秒，这仅仅是人脑极限的数十万分之一，而使用英语进行日常交流的信息量就已经达到了 60 比特 / 秒，同时有两个人说话就是 120 比特 / 秒，超过了一个人的注意力极限。

米哈伊和他的学生们采访了各行各业的精英人士，根据他们的描述，米哈伊总结出了以下七个方面。

完全沉浸

首要的，也是最关键的一点：不管是谁，不管做什么，只要进入心流状态，都会完全集中于他们当前的任务中，在这点上所有人没有任何例外。如果你在阅读一本书的同时，还会时不时地看看微信上有没有人给你早上发的朋友圈点赞，那么就算你在读书的时候非常认真，这也不能叫作心流状态。几乎绝大部分情况，心流状态的人们总是只集中在一件事上，因为大脑已经在为这一件事全速运转了。如果你能同时关注两件事甚至更多，那么你肯定不够集中，很难进入"沉浸"的状态。

超现实感

超现实感（Ecstasy）是一个非常抽象的概念。Ecstasy 一词源自古希腊词汇 ἔκστασις（ékstasis），意思是脱离自我，专用于描述人在其抱有兴趣的某事上完全投入时所经历的感官体验，多为失去对周遭环境的感知。这和心流理论有着异曲同工之妙。在心流中，人会感觉自己不再是千篇一律的日常生活，而是远离现实。

融会贯通

当你已经非常熟悉某件事，已经开始追求更高的挑战时，你还会花额外的精力去思考自己的基础操作对不对吗？玩过乒乓球吗？当我们还是菜鸟的时候，连拍子的握法都不熟悉，所以需要时刻关注着自己的姿势，别说打出扣杀了，普通的发球和接球都会出现不少失误。而我们在逐渐适应了这些基础，偶尔能打出一记好球时，就会逐渐向更高难度的动作发出挑战。这个时候，你的对手会开始打出各种刁钻的旋转球，你不得不全神贯注才能辨别这个球的转向，然后做出应对。这个时候你还会想自己有没有把拍子握歪吗？当然不会，如果你不想失分，你就必须 100% 专注于你的对手。而你仅剩的"内存"会被用来判断侧旋球。就连接球的动作都是你下意识做出来的，更别说握拍了。而当你的握拍真的出了问题时，有可能是因为太紧张导致手心流汗，不需要过多思考，你的大脑立刻就会意识到问题的存在。因为这一记球完全没有按照你瞄准的方向飞行，击球的手感也不对，你对这个可太熟悉了。这种状态一般被称之为"即时反馈"（Immediate Feedback），是心流的一个重要构成部分。通过即时反馈，就算在心流中主观意识上我们无法去分析反馈的内容，我们的潜意识也能够做出响应，判断我们现在做得怎么样。

挑战

米哈伊在他的书中提出了心流模型：只有当技巧与挑战对等时，心流才会产生。如果让一个初学者去对阵国家队选手，很显然结果是一边倒的，这个可怜的菜鸟可能连一个球都接不到，自然不会有什么太好的体验，除非他是粉丝。而国家队选手那一边大概也不会有什么太好的体验，因为一个回合都不一定到就结束了。那他们会进入心流状态吗？自然不会。对于双方来说，各自的技巧与对方给予自己的挑战完全不对等，精神集中完全没有意义。菜鸟会感到焦虑，因为他根本接不到打过来的高速球，再怎么认真也不行，而专业选手大概会感到无聊，毕竟菜鸟打过去的球大多数都是软绵绵的，不需要他精神高度集中。那如果是两个实力相近的球手呢？双方的接球水平和击球水平在同一水平上，都能够给予对方足够的压力，也正因如此，双方都能认识到自己有机会可以打败对方。在这种情况下，一个人的技巧和面临的挑战能够对等，"集中精力"才能够被赋予意义，心流才能够得以体现（图 2.8）。

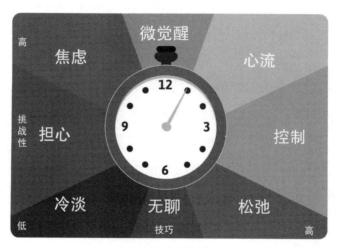

图 2.8　心流模型

注：原图由陈玮琪提供。

超我

超我和超现实感很相似，当你进入状态时，周围的一切都将失去意义，这也包括了你自己。其实有点像冥想，区别在于心流时把你的"内存占用"提高到 100%，而冥想则是降低到 0。不管怎样，你都得忽略你自己的所有感受。当你什么都感觉不到的时候，剩下的就如同一潭静水，没有一丝波澜。

时间感淡漠

有没有体验过打开一本小说，然后当你合上的时候天都黑了？当你集中精力时，你所关注的只有当前，而不会在意之前或者之后。在这样的一种状态下，你会失去对时间的把握。时间直觉（Time Perception/Chronoception）解释了人在不依靠计时工具时仍可以依靠客观因素对时间有大概的感知能力，常见的客观因素有外部因素（如昼夜），也有内部因素（如心跳和呼吸频率）。而当一个人进入心流状态时，其对于周遭和自己的感知会下降，当你忘记现实，忘记自己的呼吸时，你也不再能够根据这些来判断时间了，因此会同时失去对于时间的估算能力。

原生动力

目的和兴趣在绝大多数情况下都是一个人的动力来源。也就是说，如果你想要某个人去做某件事，只要给他一个合适的理由，这可能是不菲的利益，也可能对他来说意义重大，或者单单是激起他的兴趣，那么他自然而然就会去做这件事。

心流理论对于电子游戏来说可谓是至关重要，而游戏的设计也在很大程度上是围绕着心流的规则进行的。在米哈伊提出的技能－挑战模型图中，只有当玩家的技巧和挑战对应时，玩家才会进入心流状态，换句话说才会对游戏产生兴趣、才会想要接着玩。反之如果玩家的技巧和游戏的难度不对等，那么玩家要么会认为游戏太简单而感到无聊，要么会认为游戏太难而陷入失落，不管是哪种，都会让玩家丧失继续游玩的想法。因此，设计师们必须精心设计游戏的难度，以平衡在游戏过程中玩家技能水平的上升。同时，如果玩家想要做出一些操作，比如切换或使用道具时，还需要思考按哪个键，那么玩家扮演的角色很可能就会陷入危险的境地，所以游戏对玩家的引导就会变得至关重要。游戏如何留住玩家一直都是一个非常重要的研究方向。在心流体验中，做某件事的体验成了去做这件事的动力本身，这样一个循环同样也可以套用到游戏中。当游戏对玩家的游戏结果做出合适的反馈，在潜意识中给成功的玩家一种"我应该一鼓作气"的动力，给受挫的玩家一种"下一把一定可以成功"的鼓励时，往往就能再次激发玩家继续玩的意愿。

同时，心流的法则为医学治疗提供了一条不同于以往的道路。当一个人进入心流状态后，他会非常容易忘记其他不相干的信息，如身体的疼痛，或对未知事件的焦虑。很多患者在术前会对手术表现出担忧和恐惧，以至于引起心悸、胸闷、头痛、失眠等症状，甚至导致影响手术效果。若能在术前以游戏化的方式将患者带入到心流当中，那么他们对疼痛的感知将会大大降低。在以往的心流理论中，心流状态本身可能只是随着人们的工作、学习、游戏等行为而伴生的一种副产品，没有人会以达到心流状态为目的去打开一款游戏，或是推进一项工作，但若将游戏置于医疗领域，那么"如何达到心流状态？"这一问题便值得作为一项重要议题来进行深入的研究。依靠心流打开患者治疗的大门是在未来的元宇宙医疗中切实可行的方法。

例如，《快乐视界星球》作为国内游戏行业首款获得国家药品监督管理局资格认证的游戏化 AI 医疗软件，是由波克城市和专业眼视光背景医疗团队共同开发的，主要面向儿童弱视及斜视患者，以射击游戏的形式辅助治疗弱视斜视等儿童常见视力问题。该产品通过游戏化手段将治疗过程进行包装，摆脱了枯燥无味且费时费力的传统治疗方法，大幅度提高了患者依从性，让对游戏容易产生兴趣的儿童喜欢上这样的治疗过程。在训练过程中，患者需要使用弱视眼专注于屏幕上的小体积物体，如子弹和宝石等，并且做出躲闪和拾取的反应，同时训练视力和手眼协调能力。此外，与游戏配套的辅助设备和 AI 会记录并监督患者的姿势并加以提醒和纠正，使患者在玩游戏时在不知不觉间恢复视力。研发团队坚持"疗效第一"的思路与原则，基于国际公认的斜弱视训练原理进行开发，在确保医疗有效性以及安全性的前提下增加游戏化内容，并以数字化方式"强迫"患者高频率使用弱视眼，在依从性和心理健康方面有着巨大的正面影响（图 2.9）。

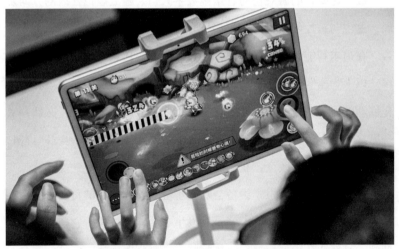

图 2.9　游戏化 AI 医疗软件《快乐视界星球》

注：原图由波克科技集团有限公司提供。

　　总而言之，元宇宙的概念在过去的几年里得到了来自不同人群、行业和组织的广泛关注。它被认为是下一代互联网的基础设施。在全球范围内，科技巨头正在积极探索元宇宙在医疗保健领域的潜力。随着它的发展，它在医疗领域的潜在应用也可能取得进展，同样，以"功能游戏"为代表的新的参与者也将进入该领域。游戏心流能够从心理学的角度改善患者的状态，未来游戏产业所积累的高新技术与成熟的运营模式定会催生出更多广受公众好评的医疗保健游戏。特别是近年来在新冠疫情的影响下，人们的身心健康意识显著提升。大众需要一种简单快捷的媒介来获取更为便利的基础医疗服务，医院方需要与患者更加有效地沟通、实现更多的技术层面提升。由此看来，元宇宙的发展能够让双方在时间、技术、费用等方面受益。无论是利用虚拟现实手段还是在产品中加入游戏化的设计，均产生了较为明显的效果。

数字化时代的游戏正向着聚集数字人口、建立虚拟社区的方向发展，这也与医疗领域目前的先端研究方向——智慧医疗的理念不谋而合。在追求智能化、数字化、个性化的大健康体系之中，医疗更加强调"以人为本"的模式，从患者的角度出发研究疾病的治疗。在数字化创新的医疗系统之中，元宇宙作为行业发展的全新生态，必然会有一席之地。随着技术的发展，游戏如何在医疗领域更好地发挥价值，能够带来什么样的改变，我们可以拭目以待。

然而，过度使用电子设备会对心理健康产生直接的负面影响。在某些情况下，患者可能会上瘾，并发生一些行为变化。它通常会导致抑郁、易怒、压力、偏执、躯体症状、精神病等疾病。此外，它会对一个人的身体、情感、财务和社会健康产生灾难性的影响。这都将是元宇宙环境下新的治疗方式所要面对的挑战。因此，我们在发展新治疗方法的同时，不能忽略适度的监管，安全且有效的医疗进步始终是我们追寻的最终答案。

第三章

医疗的元宇宙土壤

第一节　元宇宙医疗的种子

一、从一颗"胶囊"开始

通过远程机器人将用户带到遥远的地方，使他们能够环顾四周并且执行复杂的任务。这样的故事大概可以追溯到 20 世纪 40 年代罗伯特·海因莱因（Robert A. Heinlein）的开创性短篇小说《沃尔多》（*Waldo*）。如果我们把这个概念与另一个经典的科幻故事《神奇之旅》结合起来，就可以想象，在医生的控制下，微小的机器人进入人体，在血管中游动，这样医生得以从体内诊断患者，甚至执行手术任务。

这样的科幻故事听起来似乎离我们的生活仍十分遥远，但最近美国加州海沃德的一家名为 Endiatx 的初创公司在人类受试者的消化道中尝试"放飞"了微型机器人。这样的原型机器人系统被称为胶囊机器人（PillBot）。它只有胶囊大小，最主要的功能就是将视频实时传输到医生的电脑或手机。医生目前可以使用 Xbox 游戏手柄来操控这架微型机器人，Endiatx 公司则计划下一步实现通过任意一款智能手机来控制机器人。这种胶囊机器人可以以每颗 25 美元的价格生产，售价则可能达到每颗数百美元，但这或许能够取代通常需要在麻醉状态下进行的内镜检查和手术并节省医疗开支。该公司设想的是将一次性的胶囊装置通过快递公司运到患者的家中，让患者在与医生进行远程医疗咨询时吞下，医生直接通过他们的电脑或手机实时查看摄像头的画面。

　　长期而言，该公司的设想是将其机器人缩小到米粒大小，并开发出应用于消化道以外器官的功能。有些人相信胶囊机器人将拯救许多人的生命，因为它能以更快、更便宜的方式进行筛查，比其他方式更早发现严重的疾病。虽然很多人对通过微型机器人进行远程医疗仍持怀疑态度，但胶囊机器人仍然得到获批并很快就将进入第一批临床试验。

二、再一次认识疾病

　　在数千年前的古埃及和古希腊，治疗疾病是巫师们的特权，医生则被视为四处游历的怪人，人们觉得他们更可能使患者的病情恶化而不是好转。人们普遍认为疾病是神灵所为，探索疾病甚至是渎神的。不难想象，古人们一定会对现代医学的诊断和治疗检查手段感到不可思议。但是当科学和理性的光辉照入医学殿堂，从 1665 年罗伯特·胡克（Robert Hooke）发明显微镜到 1895 年威廉·伦琴（Wilhelm Röntgen）拍出妻子手部的第一张 X 光片，衍生出的实验室化验和影像学检查清晰地显示了疾病发生时人体发生的变化。现在我们理所应当地认为手术室应该具有严格的无菌操作环境和严谨的无菌操作规范，但要知道人类意识到绝大部分感染性疾病是由看不见的微生物导致而严格消毒能避免这些疾病也不过仅仅百年。技术的进步帮助人们一次次刷新了对疾病的认识，也推动了医学的发展。

　　人们从胶囊机器人中看到了下一次重新认识疾病的机会。虽然内镜或腔镜检查同样能帮助医生直接诊察患者体内，但有望进入血管或器官的机器人显然更具未来感。事实上，在元宇宙中能够帮助医生诊断和治疗疾病的助手远不止胶囊机器人。一个十分贴近现实的场景是这样的：在经过人们的授权后，可穿戴设备能够实时收集人体数据和临床指标，之后经由 AI 分析将可能存在的异常反馈给专业医师，医师分析后明确问题并及时给出解决方案，而此时人们可能还未觉察到自己身体出现了异常。

当这些相当复杂的人体数据进入元宇宙的领域，"数字孪生"这样的概念就不难理解了。现实世界的实体（器官、个人或患者群体）在虚拟世界中的映射，或者说"双胞胎"，被用于医疗决策可谓恰到好处。数字孪生是合成数据的一种形式，其以真实实体为模型，利用人工智能获取和整合信息，并且通常以持续的方式与其现实世界的对应物相连。混合连接能够将数字孪生直接呈现在元宇宙中。

数字双胞胎可以捕获大量的患者检查和化验数据，并加以整合到一个视图中，来帮助医生计划手术、监测疾病进展和实施治疗。西门子医疗（Siemens Healthineers）正在开发心脏方面的数字双胞胎，这是一种反映不同患者心脏分子结构和生物学功能的复杂数字模拟。医生可以在做出任何现实世界的决定之前，模拟患者的心脏对药物、手术或导管干预的反应，提前测试各种治疗方案。美国宇航局则正在尝试宇航员的数字双胞胎来为月球和火星的长途任务做准备。虚拟世界中的双胞胎可以回答在 9 个月的宇宙航行中微重力或辐射会给宇航员带来怎样的影响。

当元宇宙和医学相遇，人们更容易了解自己的身体发生了什么或是与一周前有什么变化。再一次认识疾病的机会将不再仅面向专业的医生，每一个期冀健康的普通人都能有机会重新了解自己身体所处的状态。如果说胶囊机器人离开了专业医师就会使人们无所适从，那么智能化的可穿戴设备就显得平易近人了。

随着人们生活水平的改善和平均寿命的延长，糖尿病和高血压这类慢性病的发病率越来越高。对于慢性病患者而言，除了专业的医疗支持外，患者进行自我健康监测也非常重要。近年来，智能化可穿戴设备迅速深入了健康监测领域，方便每个普通人使用的非侵入的无创检查已经近在咫尺。如今通过智能手表查看我们的体温、心率、血氧、心电图等数据已经不足为奇。诸如华为的 Watch D 手表等还具备测量血压的功能。但人们并不满足于此，可以监测血糖或其他项目才是研发者们的"短期终极目标"。常见的血糖检测仪需要通过穿刺皮肤采集血液，这种方法会带来疼痛，并且穿刺针和传感器芯片的成本较高。日本的风投企业量子操作（Quantum Operation）开发了世界上第一款无创可持续测血糖的传感器，它在 2022 国际电子消费展上首次亮相就被美国消费技术协会授奖，一时引发热议。另一家行业巨擘苹果公司也早已进入赛道，其申请的一项专利是采用脉搏传播时间电耦合的方法来测量佩戴者的血压，这种技术无须充气或缩紧表带，可以在用户无感觉或者睡眠状态下进行血压监测。至于血糖监测，新款 Air Pods 3 耳机内的皮肤传感器包含了短波红外 LED 芯片，能够检测包括水、糖、酒精在内的波长为 1050~2500 纳米的物质的光学特性。Air Pods 等可便携麦克风设备还具备通过呼吸音频监测呼吸频率的能力。虽然目前苹果还没有完全开放相应设备的全部功能，而是进行试探性的研究和应用，但种种迹象表明其在这些方面已经有所建树。

三、飞速发展的远程医疗

除了充满未来感的检查和治疗手段，胶囊机器人或许还能帮助我们窥探现代远程医疗的一隅。不过远程医疗（Telemedicine）并不是一个十分新鲜的名词。事实上，早在1976年，学者波利舒克（Polishuk）就率先提出了远程医疗的定义。而世界上第一台远程手术实施于2001年，在摄像机拍摄的手术区域特写和实时患者监护系统数据的指导下，纽约的外科医生通过光纤操纵了法国斯特拉斯堡的机械臂为一位68岁的女性患者进行了腹腔镜胆囊切除术。2010年，世界卫生组织（WHO）的报告认为，远程医疗是指在远距离条件下，医学服务人员利用信息通信技术交换有效信息，以传递诊断、治疗、预防、研究、评估和继续教育等医学服务，并以此提高个体和群体的健康水平。

在过去几年间，由于新冠肺炎疫情的大流行和对人口流动的限制，远程医疗的发展达到了前所未有的速度，提供远程治疗服务的医疗机构数量从疫情前的43%上升到疫情后的95%。在中国，很多患者都有过通过互联网与医生沟通的经历，这不仅方便了患者和医生安排时间，也节约了因交通产生的间接医疗花费。不过相当一部分患者仍认为目前阶段的远程医疗效果不如医院内医患间的面对面交流。

在远程医疗这条快车道上，元宇宙已经悄然开始发挥作用。随着AI、机器人、VR/AR等技术的进步，需求和供给两端都拓展了现代患者的选择范围，也改变了患者就医时的行为模式。已经进步了几十年的医疗部门似乎已经准备好接受元宇宙这个新概念。外科医生已经在使用 AR、VR 和 AI 技术进行微创手术。有赖于阵列式传感器收集到的组织阻力和流体滑度，触觉反馈技术能够实时改变外科医生控制器的阻力，帮助外科医生从手部感受手术区域正在进行的操作。正是通过这些身临其境的技术，医疗专业人员可以远隔千里就获得患者的详细情况，不仅得以完善诊断，更能计划和执行手术治疗。

当技术世界由以第三人称观看的平面媒体向第一人称体验的沉浸式媒体迅速发展时，VR/AR 这样的核心技术无疑是人们关注的焦点。远程呈现（Telepresence）这一技术领域似乎没有得到足够多的关注，然而这一技术不仅已是元宇宙技术体系的重要组成部分，更可能是通往远程医疗未来的一座桥梁。

Proximie 公司开发的 AR 辅助远程手术系统强调"软件优先"的概念：无需价格高昂的专业医用设备，只需 4 个高清摄像头，两台显示屏即可进行远程手术。2016 年，Proximie 公司完成了第一台远程唇腭裂手术，而到了新冠肺炎疫情期间其手术量增长了 430%。仅 2021 年，据称该系统已经辅助完成了超过 13 000 台手术。但其创始人认为疫情只是契机，其根本原因是远程医疗是未来医疗的大趋势。在更远的未来，随着物联网的发展，没有任何布线和提前设置的远程手术也将能够实现。远程医疗使得那些即使身处最偏远、硬件设备最落后地区的患者也将有希望享受优质的远程医疗服务。

四、蓬勃发展的虚拟医院

元宇宙中的虚拟医院或许将成为远程医疗的下一站。再次想象一下，在未来的某一天，你的身体突然出现了一种奇怪的疼痛，你不知如何是好，于是来到了一家元宇宙中的虚拟医院。这家虚拟医院以现实医院为模板构建，具有和现实医院科室对应的科室，有来自全球各地具有专业医学知识的医生对患者的医疗问题进行解答。你轻松地选择了合适的医生，询问继续诊断和治疗的最佳方法是什么，借此也建立了一种相互信任的医患关系。接下来的检查和治疗似乎也比你以往的经历轻松：可穿戴设备反馈了你的健康指标，医生明确了诊断并开具了处方。或许你会担心需要手术的疾病，但医生在混合现实和3D全息技术的帮助下清晰地呈现了手术方案，打消了你的顾虑。高速网络支持下的远程操控机器人手术实际上已在医生会诊讨论时利用VR/AR技术模拟多次，手术的精度、安全和效率都被多次评估和改进。康复出院的你仍然会得到康复医师的关心，即使未踏出家门，康复医师也不曾缺席你的每次康复训练。VR技术和可穿戴设备构建的游戏化康复场景帮助你迅速恢复健康……

相比于一颗颗胶囊机器人，元宇宙中的虚拟医院听起来十分美妙却又更加遥远，然而元宇宙的基石技术已经为这所虚拟医院打下了基础。在虚拟医院中，元宇宙中数字"双胞胎"可以代表患者本人。医生能够利用数字"双胞胎"精准地判断患者身上发生了什么，并且预测药物或手术能对患者造成何种影响。人们也意识到区块链技术在元宇宙中发挥的关键作用，这一技术使去中心化的模块能够在一起工作。在虚拟医院中，区块链技术既可用于保护患者的数据隐私，又使得医疗支付过程安全便捷。

事实上，完全虚拟的医院也可能很快就会出现在人们视野中。2022年6月，阿联酋医疗保健公司萨姆拜集团（Thumbay Group）

创始人表示，将推出一个完整的虚拟医院，人们将以虚拟形象前来咨询医生。而关于人们使用虚拟化身来看病，阿联酋曾在 2021 年就尝试过。当时，阿联酋卫生和社区保护部在迪拜推出了世界上第一个采用元宇宙技术的客户服务中心，旨在满足患者在 3D 空间中的要求，同时为他们提供交互式和数字化的感官体验。患者可以快速进入"元医疗世界"，并与客户中心的真人聊天。至于工作人员，该部门聘请了公司来培训专业人员如何在元宇宙中与患者打交道。除了虚拟化身这一亮点，萨姆拜集团还为住院 6 个月以上、卧床不起或瘫痪的长期护理患者提供了 AR/VR 技术。对此，公司给出了一个例子："假设一名患者在国外经历了一场车祸后瘫痪，他在医院待了很长时间，所有的感觉运动都消失了，只有大脑在运作，那么他仍可以通过 AR 和 VR 技术体验并虚拟访问属于他自己的房间。这能够激励接受长期护理的患者，让他们坚持康复回国的信念。"除此之外，在将人工智能集成到医院系统中后，医疗系统的运行效率得以大幅提升。摄像头能够在患者进入医院时识别出患者，这样当患者到达接待处时，他们的档案已经打开并等待着他们。如果患者去药房，摄像头会识别他们的面部，系统会提前向药剂师显示患者已经来领取药物了。

五、药品溯源的强力支撑

无论是现代医疗还是元宇宙医疗，药品永远是医疗中不可缺少的一部分，尽管有了更加科技化、更加有效的其他治疗手段，药品的辅助作用依然很大。然而如何在整个环节都已数字化的元宇宙中保证药品获取万无一失呢？毕竟药物的风险还是相当高的，任何的错误都可能导致十分恐怖的结果。

随着现实社会中对于区块链技术的研发和应用日渐成熟，区块链技术在元宇宙中不仅可以作为一种支付手段，也可以成为医疗手段的追溯链条。

2018 年，一部名为《我不是药神》的电影横空出世，口碑爆棚，其揭露的现实情况也引发了公众思考。

药物的安全问题、发展战略意识问题等已成为目前医疗药物行业关注的重点。借助区块链，区块链药物溯源便成了国家发展的重点要求之一，即区块链＋药品防伪、区块链＋药品追溯、区块链＋药价控制。这对于元宇宙医疗来说也是非常直观存在的问题之一。作为一种完全去中心化的虚拟医疗手段，其造假方式相比现实则会更为简单，然而当把一切都使用区块链技术进行串联后，这一情况便有了较好的遏制手段。如何保证患者能够以正常的价格购买到需要的药物？如何平衡药物在各地区的配给？如何保证所购买的药物是正品行货？在现实中需要面对的问题，在元宇宙这块大地上，则会有更好的解决方案。

当下已有不少较为成熟的药品溯源案例，相较传统依赖标签防伪、印刷防伪或包装防伪的落后防伪手段，区块链防伪依据其分布式和不可篡改的特性，从药品源头进行防伪部署，从药品出厂到销售的整个渠道都可以变得公开透明，甚至可以在其流通的任意节点中，查询到药品的流通记录。依赖区块链的去中心化特性，上链后的药物可以有效地防止篡改及造假的行为，避免了中心化数据被篡改、造假的风险，保证了数据的真实性和权威性。

六、高效化的医疗数据同步

作为生活在元宇宙中的一员，每个人都有一本属于自己的数据档案，在这份档案中，我们可以看到我们在元宇宙中经历过的一切。同样在医疗方面，每个人也有一本档案，而这份档案则记录着我们从元宇宙中的"诞生"至未来都可以查阅的全部医疗信息，这份档案可以纠正在治疗中出现的问题，帮助医生快速找到合适的治疗方法，也可能会成为其他人的"救命稻草"。本人只要同意将这份档案贡献出来，便可能拯救许多有着同样遭遇的人们。这一记录的核心，便是医疗数据溯源技术。

医疗数据溯源是指对医疗过程中产生的医疗数据以及经历操作进行追溯，了解各阶段医疗数据的使用状态，以便实现医疗数据的有效监管。随着区域全民健康信息化的快速发展，区域全民健康信息平台上医疗数据的提供和利用已成为迫切需要解决的问题。

然而现状是区域平台上医疗数据的使用率不高，这是由于无法了解共享到区域平台上的医疗数据被谁使用、使用状况如何等，大部分医疗机构不太愿意将医疗数据共享到区域平台上；同时需要使用医疗数据的医疗机构不知道区域平台上医疗数据的来源，数据可信度得不到保障，不敢轻易使用。

如果可以进行医疗数据溯源，溯源系统就能够完整透明地记录医疗数据使用轨迹，让医疗数据更具有真实性和参考性，使参与区域全民健康信息平台的各家机构更愿意提供数据并放心地使用区域平台上的医疗数据。而以数字化为核心的元宇宙则可以很好地利用这一点。

借助医疗数据溯源技术，患者只要凭借在元宇宙中收到的任何一张"电子处方"，便可以在世界各地接触到适合的治疗手段、买到所需要的药品。配合区块链技术，"电子处方"的开具更加透明、拥有更高的权威性，在出现医疗纠纷时也可以作为强有力的证据。这样可以最大限度地做到资源整合，提高整个医疗效率。

第二节　元宇宙中疾病诊断技术的前进方向

元宇宙是一个互动混合数字世界，结合 VR 和 AR，在全球健康景观中蓬勃发展，为医学诊断开辟了新的视野，依赖技术进步以实现最佳的疾病诊疗。虚拟环境为高度沉浸式和交互式体验提供了机会。公众对元宇宙的兴趣一直在增强；随着大数据、互联网、移动网络等技术的进步，元宇宙逐渐在医疗领域获得认可。由于患者临床疾病情况不同，元宇宙在不同亚专科中的需求和发展是不同的。

采用虚拟现实技术，结合多个成像来源的数据，将加深人体解剖和脉管系统的可视化程度；通过与外科导航系统的集成，能够提供更好的可操作性评估和疾病早期筛查诊断。一项基于多模态神经影像的虚拟现实技术的研究对三叉神经痛和面肌痉挛患者血管神经压迫进行术前评估，利用 3D-Slicer 软件将术前多模态磁共振成像（MRI）影像序列（T1WI-3D-MPRAGE, 3D-SPACE, 3D-TOF-MRA）配准融合并重建出三维虚拟现实模型，然后根据虚拟现实模型对有无血管神经压迫及压迫责任血管来源进行术前评估，此有助于指导微血管减压手术。另一项研究采集三维超声图像进行三维重建和可视化，建立心内三维超声 VR 系统，显示室间隔缺损的形态、部位、数目和邻近解剖结构间的关系。一项关于虚拟现实技术在颅内动脉瘤早期诊断及预后评估的研究（"Dextroscope 虚拟现实技术在老年颅内动脉瘤诊断中的应用"）阐述，可以将患者采集的原始容积扫描数据经过必要的准备处理后加载到 VR 环境中，进行脑血管和颅骨的虚拟三维重建，显示颅内血管及颅骨图像，利用系统工具进行缩放、测量、分离、融合等操作，清晰地显示动脉瘤及其与载瘤动脉和周围结构的关系。在虚拟现实技术下清晰和直观地观察动脉瘤的部位、大小、形态，动脉瘤及瘤颈与载瘤动脉和前后床突等骨性标志的关系，针对影像数据进行准确的测量，进一步利用 VR 技术模拟简单手术操作，评估手术方案后制订个体化治疗方案，这一技术不仅大大地提高了无症状动脉瘤的早期诊断，而且对干预有可能出现的风险进行了模拟，有助于指导治疗方案的选择。参照传统脑血管疾病筛查，VR 技术也具备优势，如一些前交通动脉发生扭曲的病例，血管造影判断往往很有难度，而利用 VR 计划系统可以清晰地将局部细微结构显示出来。

元宇宙的应用具体化为与现有的医疗设备集成和兼容，结合远程医疗服务，实现社会医疗保健、疾病筛查和风险评估的目的。《心脏病学元宇宙：元宇宙时代下的心血管病学研究》（*CardioVerse: The Cardiovascular Medicine in the Era of Metaverse*）一文中描述了 "心脏病学元宇宙"（CardioVerse）的概念：基于互操作性，系统集成患者在家中可用的健康设备和应用程序（远程 12 导联心电图、血压—心脏频率监测器、血氧饱和度计、血糖计算器）的数据，直接投射在元宇宙中，然后，医生将根据医学病史通过虚拟形象与患者讨论，并解释所有健康监测的结果，实现远程医疗服务。远程医疗创新与元宇宙的融合被认为是赋予彼此新的生命力。得益于基于 VR 技术的远程医疗咨询，患者将不再因其所在位置而仅限于同地区的医生诊治，而是只需凭借设备，即便与医学专家身在不同的地区，依然可以获得最适合、最权威的医疗服务。数据的采集可以在就近的医疗中心进行，结果可以通过电子邮件发送给接洽的医疗专家。对于医务人员稀缺的偏远地区，这样可以减轻患者的就医压力以及实现相对及时、早期的疾病干预。

随着新冠肺炎疫情的流行，远程医疗成为主流。面对面的接触被认为是危险的，远程护理越来越被接受。目前元宇宙的应用仍处于起步阶段，其在医疗保健领域具有巨大的潜力，结合人工智能、AR/VR、医疗设备互联网和量子计算，以及机器人等技术，为医疗保健系统提供了新的方向。AR 和 VR 技术具有很大的潜力推动医疗保健行业与元宇宙概念的结合，能通过多种方式改变许多传统的医疗保健运营和分支机构，包括放射科、肿瘤学、培训等。AR 技术与放射学结合使用时，临床医生可以将医学图像（如 CT 扫描图像）直接投射在患者身上，并与患者的身体保持一致，即使患者在移动，也可以清晰地检查身体内部的解剖结构。数字孪生也是元宇宙中涉及的概念，可以描述为使用真实世界数据生成的过程、系统或对象的虚拟模型或模拟，以便更多地了解其真实世界的对应物。患者的数字孪生是在元宇宙中的患者本人的医疗数据。个体的数字孪生将被用作测试模型，应用在从疾病诊治、预测手术恢复到药物反应的可能过程。

元宇宙最早的应用将涉及手术模拟、诊断成像模式、患者护理管理、康复服务和医疗保健管理。患者可以通过这项技术及时并且切实地了解自身的身体情况、早期筛查风险，以及制订应对方案。通过互联网数据的交互，虚拟人物形象可以获得模拟真实的医疗会诊、个体化治疗、诊断和护理。医疗保健专业人员在元宇宙中的虚拟形象能够与数字白板等设备进行交互，在不使用复杂的会议设备的情况下进行面对面的接触，进行社区诊疗和医疗保健的服务。元宇宙将使患者和医生能够在虚拟临床环境中使用感觉传递设置（Sensory Teleportation Item）进行虚拟实时互动。在这种环境下，一些体格检查，如视诊、触摸、听诊和生命体征采集，是能够实现的。通过使用元宇宙，外科医生和外科手术机器人可以以高水平的可视化和精度以数字方式进行复杂的外科手术。基于虚拟现实技术的临床问诊环境中，将风险咨询和决策支持相结合，医护人员和患者同为决策辅助工具的使用主体，可提高健康或高危人群的疾病筛查、预防意识，从而推进全民疾病筛查、预防工作，从而达到早发现、早诊断、早治疗的目标。

作为元宇宙概念的体系之一，医疗保健生活日志（lifelogs）可以有效地从大数据中探寻有价值的结果，是一种通过数字传感器多模式捕获、存储和共享来获取个体经历的数字记录技术。它被认为类似于自动传记，提供有关我们如何生活的信息和知识。随着技术的融合、传感技术的进步和成本的降低，记录生命信息已成为主流活动。可穿戴传感器和设备是生命记录的概念，用于跟踪生活活动，以便更好地了解人体在日常生活中的身体状况和表现。通过可穿戴设备和移动应用程序连接，能够收集个人健康信息，包括与健康相关的日常活动、饮食记录、每日步数、血压和体重，可成功改善生活方式。可穿戴设备记录的连续或不连续的生物信号，如心电图和脑电图，揭示了有关患者健康的重要信息。当患者出现医疗急症需要获取医疗帮助时，生命记录提供的信息，如与药物相关的依从性、初始心脏病发作节律以及晕厥或癫痫发作的模式和场景等，可帮助出诊医生做出及时诊断和治疗。患者生成的健康数据对于临床医生管理慢性和急性疾病，以及提供社会保健服务方面至关重要。随着可穿戴设备的广泛采用，以及互联网和大数据科学的快速发展，生命记录将很快在院前医疗的临床实践中发挥重要作用。扩大对此类设备的研究有助于改善非急性病患者的日常保健，包括那些具备心脏病、癌症筛查等慢性病风险的群体。但是，有关个人数据的隐私风险和安全考虑令人担忧。对隐私风险保护、数据加密和数据存储的进一步研究将有利于生命记录技术的持续发展。

医学在传统上表现为患者的问题最初与医生讨论，医生根据患者的生理数据结合症状，如情绪和身体反应，最后确定哪种治疗方案最适合患者。大数据和人工智能技术的兴起已经彻底改变了现代社会，但是并不容易做到被多数社会群体利用。元宇宙的概念在全民保健医疗中的应用，必将颠覆现有的医学模式，但必须经过足够的时间和技术上的沉淀，从而在认知上被普遍接受，在技术上实现医疗诊治过程的最大便捷。

第三节 "数字反馈疗法"的发展现状

医疗领域常提到依从性效应,即患者依从治疗计划的程度。儿童与老人在治疗的时候很难去听从医生的一些嘱咐。游戏作为数字疗法的一环,天然具备足够的趣味性和情节设计,可以引导患者遵循指令、坚持治疗。因此,作为高效的交互性媒介,它或许是患者打开心门的钥匙。

认知功能是人的大脑对客观事物进行分析判断的能力。研究表明,人的大脑及认知可以受到外界环境及学习训练的影响从而产生改变。"定制式链接记忆游戏"就是利用这个特点,通过游戏的形式对轻度认知障碍患者展开认知训练,以游戏模拟丰富的现实环境,对患者的大脑进行刺激,针对性训练患者的记忆能力、视空间能力、注意能力等。通过反复对患者进行训练,可以达到延缓患者认知功能衰退的目的。而在"定制式链接记忆游戏"中,最重要的莫过于"定制"的功能。认知障碍患者群体的认知障碍程度与兴趣爱好各不相同,因此训练内容也因人而异,该软件可根据患者的个性化需求,提供简便易行、经济有效和灵活多样的训练形式,从而定制最适合患者的训练内容,充分改善患者记忆力、注意力和计算能力等。同时,"定制式链接记忆游戏"摆脱了传统的以记忆力训练为主的康复模式,主要根据患者不同的认知障碍领域,以及轻重程度提供具有针对性、灵活性和可调节性的多方位干预活动,缩短了干预时间,并对患者的执行能力给予及时反馈和客观评价(图 3.1)。

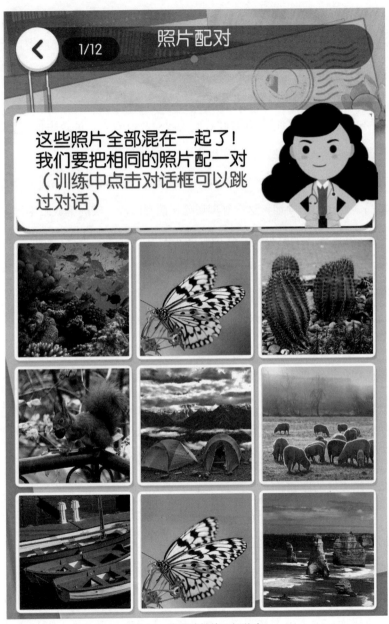

图 3.1　定制式链接记忆游戏

注：原图由波克科技集团有限公司提供。

同样，在 2022 年 4 月 2 日上线的《星星生活乐园》数字疗法游戏也运用了这一理论。该产品以社交故事训练理论为指导，助力自闭症儿童进行训练。自闭症儿童被人亲切地称为"星星的孩子"，他们说话有障碍、语速缓慢、语音低沉、行动迟缓、不愿与人交谈，不开心的时候会发出尖叫，有时候对他人或对自己有一定的攻击性行为。据调查显示，我国儿童自闭症患病率为 7%。

在国外以及中国香港已经有一些帮助自闭症群体做认知训练等的产品，但在中国内地，这一领域还处于萌芽阶段。实际上放眼中国国内市场，《星星生活乐园》在用游戏化的方式解决"儿童自闭症"上可以算是迈出了标志性的一步。自上线以来，《星星生活乐园》的游戏用户覆盖全国 30 多个省、自治区、直辖市，有许多来自青海、新疆、内蒙古、广西等地区的用户甚至实现了对香港地区的反向输出。

在产品正式开始研发前，产品项目团队走访了多家自闭症康复培训机构，咨询自闭症诊断主任医师、自闭症特教专家，采访家长，并接触了解自闭症障碍者。在研发期间，团队也邀请家长代表和从事自闭症儿童教育培训的专家老师参与其中，游戏中的每一句话、每个画面、每个环节，都经过了反复讨论、仔细推敲，希望能够给自闭症儿童带来更好的体验。

产品选取了生活中常见的、也是自闭症孩子融入社会必须经历的一些场景。同时，这些场景也非常贴近儿童群体的认知，以帮助他们在真实的生活当中也能够拥有轻松愉快的体验。儿童对于各种事物的认知和成年人相比还是有着很大的不同。例如，现在如果有人邀请你一起去逛商场，你会觉得那个人是谁？男（女）朋友，还是好闺蜜？你们会想在商场里做些什么？先去吃一顿火锅？再看一场期待已久的电影？如果还有空闲的话就再去商场的店里随便逛逛？这大概是一个普通的成年人对于逛商场这件事的一些常见的认知。但如果是和小朋友说起逛商场，首先毋庸置疑的是，大部分小朋友都是在父母或兄弟姐妹的陪同下一起去逛商场的；其次，小朋友对很多东西都抱有强烈的好奇心与新鲜感，包括乘坐扶梯、点餐这种在成年人看来平平无奇的小事。吸引他们的不仅有店里琳琅满目的玩具和零食，还有很多他们所不熟悉的、在家很少见的事物。普通的小朋友可能怀揣着那个年龄段所独有的好奇心，想要去尝试和体验，但自闭症群体对外界的环境是十分敏感的，相对来说也会比较难以去适应一个全新的环境。

因此在游戏中再现生活情景，提供给儿童沉浸式的体验，模拟常见生活场景中的社交行为，为他们提供预演和熟悉环境的机会，不失为一种有效且有趣的训练方式。《星星生活乐园》的故事背景是一家人去逛商场，在商场中完成超市购物、去洗手间、搭乘自动扶梯、乘坐厢式电梯、去餐厅吃饭等生活中常见的活动。例如，在超市场景中，用户要根据指引完成牛奶、西红柿、儿童拖鞋等物品的选购，并排队付款，旨在让用户学习购物流程中的社交规则；扶梯场景中，主要引导用户了解搭乘扶梯需要注意的安全问题，像不能在扶梯与地面连接位置过多停留，上扶梯后需在黄线区域站稳扶好，不将身体部位伸出电梯外等；电梯场景中，主要帮助用户养成先下后上、不乱按电梯内按钮、不扒电梯门等良好习惯；餐厅场景中，引导用户完成就座、点菜、饭后擦嘴、餐后结账等行为；厕所场景主要帮助儿童训练如厕后擦屁股、马桶冲水、便后洗手等生活常识行为（图 3.2）。

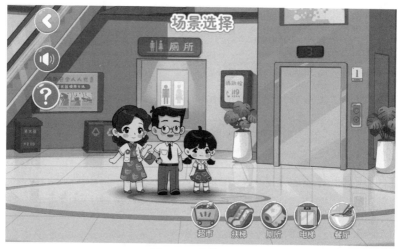

图 3.2　星星生活乐园

注：原图由广州三七互娱科技有限公司提供。

除此之外，游戏内的引导也非常贴合儿童的学习习惯。游戏分为学习模式和升级模式，在社交故事训练理论的指导下，用户可以先通过学习模式进行规则学习，再通过升级模式进行强化训练。在学习模式中，游戏会对用户做出强引导，每一个步骤都给出详尽的提示，而在升级模式中，用户可以自由选择想要做出的行为，并自主完成整个流程。这里不会再给用户强引导，如若用户做出错误行为，游戏会进行提示，直至引导用户完成正确动作再进行下一步。当做出正确的选择时，系统会给出"你真棒！""恭喜你，答对了！"等鼓励性质的反馈，让儿童用户获得充足的动力去继续学习。另外，游戏全程配有语音，即使是字还认不全的儿童也能使用《星星生活乐园》进行辅助训练（图 3.3）。

通过虚拟现实、增强现实和人工智能这些元宇宙的基本元素，个体可以使用模仿真实生活经验的个性化虚拟形象进行社会、金融等互动。元宇宙代表了一系列相互连接的数字空间，允许用户参与购物、游戏和虚拟活动等。

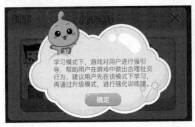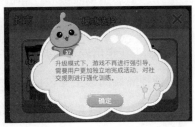

图 3.3

注：原图由广州三七互娱科技有限公司提供。

另有体系认为将元宇宙分为四类（增强现实、生活日志、镜像世界、虚拟世界）和双轴（外部和内部）。增强现实是指增强外部世界，构建智能数字环境（如 3D 医学动画）。生活日志代表使用智能设备记录互联网或智能手机上的日常生活（如 Instagram、Facebook、健康监测器等）。镜像世界是一种基于地图对外部世界的模拟（如高德地图）。虚拟现实构建虚拟 3D 世界，人们通过虚拟形象（如在线多人游戏，虚拟医院和会议室）进行交互。第一个轴线的范围是从增强（基于现实并为现有真实系统添加新功能）到模拟（复制现实，并作为平行现实执行）。第二个轴线是从专注个体行为（内部）到以用户周围环境（外部）的发展为中心的机制。

许多行业已经适应了元宇宙现象，脑机接口、人工智能、机器学习、区块链和个体大数据等技术的发展增强了数字助理无处不在的分布。基于虚拟现实的元宇宙将成为疾病知识、医疗过程和健康概念教育的信息传递和交流的潜在工具。虚拟现实能让用户沉浸其中，就像在日常生活中的感受一样。这种存在感有多种潜在的应用，包括改善情绪、克服情境焦虑、增加疼痛耐受力等。因此，虚拟现实干预在治疗精神分裂症和自闭症等神经精神障碍方面得到了广泛的应用。借助虚拟现实和计算机生成的交互环境，个人可以反复体验他们的问题情境，并通过基于证据的心理治疗被教导如何克服困难。VR正在走出专业实验室。基于VR在心理健康方面的干预，研究的精神障碍问题主要包括焦虑症、精神分裂症、物质相关障碍和进食障碍。基于VR的干预有可能改变对心理健康问题的评估、理解和治疗。只有以用户体验为设计核心，将最好的沉浸式VR技术与有针对性的转化干预相结合，才能实现治疗的可能性。VR模拟现实的能力可以大大地增加获得心理治疗的机会。心理学家和精神科医生使用它为患者在暴露疗法中创设个体化环境，患者在一个可控和安全的环境中，与导致他们焦虑的情景互动，这种互动在密切监测下进行。虚拟现实以计算机技术为核心，结合相关科学技术，生成与真实视听触感等高度近似的数字化环境，使用户借助必要的装备与数字化环境中的对象进行交互，可以产生亲临对应真实环境的感受和体验。这一技术具有想象性、交互性和沉浸性三大特点。根据虚拟现实系统的交互性和沉浸性程度的不同，分为非沉浸式虚拟现实系统（Non-Immersive System）、半沉浸式虚拟现实系统（Semi-Immersive System）和沉浸式虚拟现实系统（Immersive System）。

精神卫生保健领域的技术革命即将到来。虚拟现实可能是最前沿的，它是个体为心理健康而进行新学习的有力工具。沉浸式VR创造了计算机生成的交互式世界，用数字生成的感官、感知代替现实世界的感官、感知，产生实际置身于真人大小的新环境中的感觉。VR能够对所呈现的刺激进行严格的控制，从而可以精确实施治疗策略。如果以正确的方式使用，VR可以产生对治疗有帮助的情境，那些情境无法在现实生活中可控重现，VR 允许重复立即可用以及可调整的治疗输入。VR 的基本元素包括生成图像的计算机、呈现感官信息的显示系统，以及反馈用户位置和方向以更新图像的跟踪器。新一代头戴式显示器（HMD）呈现了一个虚拟三维场景。根据三维虚拟场景中的数学描述，HMD 根据每只眼睛的位置，以正确的视角分别计算和渲染每个图像。HMD 通常是跟踪的，连续捕获参与者头部的位置和方向。当参与者转身或移动头部环顾四周时，计算机会以非常高的帧速率（通常为每秒 60 帧）更新显示的图像。因此，参与者会看到可以动态变化的周围 3D 立体场景。参与者的虚拟身体对真实身体的视觉替换可以与头部跟踪对应。如果参与者同时穿着运动跟踪捕捉服，生成的数据不断流向计算机，产生的虚拟身体与自己的动作就会完全对应，对自然运动的感知是沉浸式 VR 系统的关键要素。现实生活中互动的困难是心理健康问题的核心。例如，在创伤后应激障碍中出现强烈的回忆重现并提醒过去的创伤，迫害妄想害怕受到他人的攻击以及酒精滥用障碍中难以抵制再喝一杯的冲动。成功的干预是那些使人们能够在现实世界中做出这种改变的干预。通过 VR，个人可以进入困难情境的模拟，并根据对特定疾病的最佳理论理解，接受适当的反应指导。模拟可以按难度分级并反复体验，直到做出正确的学习。VR 的最大优势在于，个人知道计算机环境不是真实的，但他们的思想和身体表现得好像是真实的。因此，人们在 VR 中比在现实生活中更容易面对困难的情况，并能够尝试新的治疗策略。然后，学习可以转移到现实世界。VR 在心理健康方面还有许多其他潜在用途：症状评估，症状标志物或相关性的识别，预测疾病因素的建立，推定的因果因素的测试，症状差异预测的调查，环境中有毒元素的测定，以及治疗的发展。传统的心理健康诊断主要包括使用临床医生访谈和经过验证的问卷进行回顾性回忆，但不可避免的是，人类的观点往往非常主观。在未来的诊所中，在 VR 中可以进行实时评估。该技术还可以帮助在理解精神健康障碍原因方面取得实质性进展。例如，在个体差异的结合中查明增加不良心理反应风险的环境特征。

基于虚拟现实技术的自闭症儿童沉浸式社会适应干预系统实际上是以社会适应能力干预的资源为基础，以一定的硬件结构和专门的软件系统为支持，通过沉浸式虚拟现实干预教室为自闭症儿童提供个性化服务的智能系统。为了更加逼真地再现社会适应干预系统中的场景信息，需要对系统中的素材资源进行建模。利用听觉素材进行声音的建模，对虚拟场景中三维立体声音的定位与跟踪，让置身于虚拟世界的个体能实时识别声音的类型和强度。依靠三维引擎实现三维游戏场景的虚拟呈现，绑定对应的听觉资源，为虚拟对象赋予交互能力，以此构建一个包括训练场景和具备一定交互性的漫游系统。虚拟现实系统的设计之外，系统实时地捕获儿童的各项参数，并通过人工智能技术分析、处理相关数据，结合多维参数及其常模进行模式识别，动态评估反馈，制订及实施康复方案。提供沉浸感极强的 3D 虚拟现实干预场景，儿童沉浸于计算机模拟的虚拟场景中的程度取决于显示系统反馈的视觉、听觉和触觉等复合信号的真实度。根据自闭症儿童的认知能力、社会情感和社会行为等情况，智能生成个性化、针对性的康复方案和康复资源。虚拟现实技术应用于自闭症儿童社会适应能力干预，为自闭症儿童营造一个安全性极高、沉浸感极强的康复服务系统。其精准评估、有效训练和实时监控的有机结合，也确保了干预方案的针对性、康复过程的科学性和干预效果的有效性。与传统康复训练手段相比，虚拟现实技术在自闭症儿童社会适应能力干预中有诸多优势。目前，自闭症儿童社会适应能力的主要干预手段是集中的行为康复训练，但由于缺少专业培训的治疗师，干预成本高，导致这一方法对大多数自闭症儿童是不可行的。虚拟现实技术为自闭症儿童社会适应能力的干预提供了新手段和新方向。

第四章

反思：元宇宙如何让医疗回归人本

第一节　人本位医疗——医疗的个体化

近年来，随着技术的进步与生产力的发展，"精准医疗"一词已经变得非常流行。其普遍应用的定义侧重于对患者进行新的分层分类方法，该方法由大规模数据整合得出，包括患者临床表现、检验检查、生活方式、基因序列和其他生物标志物信息，从而超越了经典的"迹象和症状"方法，即以疾病区分患者，每一患者仅代表一类疾病的方法。

医学一直是一种面对面的个人实践经验，然而，随着较新技术的出现，这种情况正在迅速改变。元宇宙场景下的医疗，通过信息数字化、数字化信息加密化可能实现以患者个体为导向的医疗方案与决策的制订，从而使诊疗过程更加高效、便捷、精准。

一、互联网医疗对医疗个体化的作用

在过去的几十年中，全球互联网的使用呈指数增长，这对科学和医学的发展都产生了惊人的积极影响。在现实世界中，互联网是一种复杂的开放访问工具。建立物理世界和互联网世界之间的融合来推动医疗卫生领域的发展是当今社会的关注热点；其中，手术模拟、诊断成像模式、患者护理管理、康复服务和医疗管理将是元宇宙在医疗领域最早的应用。患者也可以通过这项技术更好地了解他们的疾病和治疗方案。

物理对象的数字化呈现被称为"数字孪生体"，在虚拟世界充当它们所代表的物理对象或过程的数字化复制品，其数据模型再现了其行为以及与其他物理对象的交互。该技术可通过模拟特定患者的生物特征、基因组成和生活方式，创建人体的数字双胞胎，将人体特征数字化并构建其内部系统的完全相同的功能复制品，相当于一个"虚拟患者"。在建立"虚拟患者"的基础上，可以提供个性化、精确的医疗护理和治疗。因此，数字双胞胎在医疗保健中的应用可以通过数字跟踪、模拟和增强人体建模来改善医疗保健，从而彻底改变临床流程和医院管理。

数字孪生体的一个关键特征是动态的双向映射；不是单纯的单向模型描述，也不只是数字领域中现实世界实体的模拟模型。可以设想不同的数字孪生体类型；其可以为整个人体的孪生体，也可以只有一个生理系统或功能（如消化系统／功能）、一个器官（如肝脏）或更精细的生物体构成水平（如细胞、细胞器或分子水平），也可以为特定的疾病或紊乱（如病理性身体器官——患有非酒精性脂肪肝的肝脏），或与其他相关的生物体（如病毒，与上述人类数字孪生体类型之一相互作用）结合创建数字孪生体。复合数字双胞胎集成了上述两种或多种类型，而参考数字双胞胎或原生双胞胎则作为模板或原型，用于构建更复杂、个性化的数字双胞胎。甚至医疗机构，如医院，也可以有其相应的（通常是复合的）数字孪生组织（DTOs），以更好地计划、监测和优化其运行。

数字孪生体是数据驱动的患者模型，可利用生物数据的可用性和数据互联性实现更精确、更有效的医疗干预。"虚拟患者"可以提供其个人需求和偏好，选择和控制其护理计划和提供方式；并用持续跟踪的健康和生活方式数据来完善患者护理方案。为了促进"虚拟患者"这一模型的发展，英国基因组学和美国精准医学相关组织已应用了多项用于生成患者的详细生物数据的举措，旨在创建患者健康的数字模型。虚拟现实还可以帮助改善痴呆症患者的生活质量，像为痴呆患者配备 VR 头盔，让他们"参观"几个虚拟环境，如教堂和沙滩。经过监测发现，这种方法可以帮助患者找回更多的旧记忆，改善了情绪，并提供了积极的精神刺激。

心理学家和精神病学家在厌恶疗法中使用元宇宙医疗来为特定患者提供个性化的环境，使患者在一个可控的安全环境中与引起他们焦虑、恐惧或其他情绪障碍的个体化因素进行互动。整个互动过程可以受到完善安全的监控。许多退伍军人事务医院、军队基地和大学中心已经开始使用名为"Bravemind"的 VR 暴露治疗系统对患有创伤后应激障碍的士兵进行治疗。VR 模拟了与每个士兵个人心理创伤最相关的战斗场景，将虚拟环境个性化后进行暴露治疗，在减轻心理创伤与减少自杀意念、抑郁与愤怒方面显示出前景。这些基于 VR 的疗法与标准的循证干预治疗措施具有类似的疗效。

二、外科场景中的医疗个体化

建立数字双胞胎需要一个基于人群的数据库，它可以通过临床数据（如医疗文书、检验检查和影像数据）以及用手机或可穿戴健康监测设备收集的环境数据来实现。当一个患者入院时，其数据被记录在系统中，并选择匹配度最佳的模型来创建一个针对该患者本身的数字孪生体。然后，这个虚拟模型可以被用来开发新的诊断工具。作为一个例子，一些研究者开发了一个数字孪生体模型，用于从头部超声中检测颈动脉狭窄的存在。该模型证明了其检测的准确性，对狭窄的严重程度能有一个大致的估计。这种技术也可用于开发预测分数。它还可以模拟手术干预和患者对治疗的反应，允许预测潜在的并发症。然后可以记录患者的结果和随访情况，输入数据库，数据库不断更新，形成一个反映患者状态的动态系统。

通过使用元宇宙技术，复杂的外科手术可以由人类外科医生和外科机器人以高水平的视觉和精确度进行数字化操作。2020 年 6 月，约翰霍普金斯大学的神经外科医生在一个严重背痛的患者身上进行了第一次 AR（增强现实技术下）手术。期间医生们固定了 6 颗螺丝钉，融合了患者脊柱中的 3 根椎骨；在第二次手术中，从该患者的脊柱中切除了一个恶性肿瘤。在这两次手术中，外科医生戴着由透视眼显示器组成的眼镜和耳机，根据已经完成的计算机断层扫描（CT）投射患者的内部解剖图像进行操作。这些进展将进一步提高复杂手术的手术精度和灵活性。增强现实技术已经为外科工作人员提供了访问信息的新方法，这些方法与外科工作流程和手术室无菌区域更加兼容。例如，通过与外科导航系统的集成和来自多个成像源的数据融合，在外科医生的手术部位视野范围内提供实时指导。

三、远程医疗为医疗个体化提供的便捷

虚拟健康利用技术克服地理障碍，彻底改变了医疗服务的提供。不断演变的 2020 年新冠肺炎疫情大流行，通过长期的防控从根本上

改变了人们的生活方式；此时虚拟健康的作用比以往任何时候都更为重要，以提高医疗服务的可及性，减少与当面咨询相关的接触风险。更加促进了近段时间医疗卫生体系与元宇宙的结合，这个虚拟世界在预防和治疗临床疾病、教育和培训以及研究方面的潜力是无穷大的。

　　显然，元宇宙有能力将实时地点和用于提供医疗服务的物体与其他虚拟和物理事物联系起来。元宇宙背景下的诊疗过程的主要目标是补充传统的医疗服务提供，而不是取代它；旨在提供其他途径，在传统方法不可用或不方便时，可以尽可能有效地以数字方式执行物理任务，同时全面保留患者的个体化信息。基于 VR 技术的远程医疗咨询，患者将不再因为地理位置限制而不能与医生进行有效交流。数字孪生体可以使患者所有生物信息，包括表情、动作无一例外地传输至特定医生，使患者和医生有可能在虚拟的临床环境中使用感官远程传输项目进行虚拟的实时互动。患者只需戴上耳机和 VR 设备，就可以与医务人员处在同一个房间里，进行远距离身体观察、触诊、听诊和生命体征采集。这项技术在医务人员稀缺的偏远地区非常有用。元宇宙将提高远程医疗（远程提供医疗服务）的有效性和患者及医生的体验。

　　以新型冠状病毒传染病为例，有病毒接触风险和确认的患者需要分别在层流病房进行密切隔离。医生很难对每个患者都进行面对面的触诊和听诊等诊疗操作；尤其是重症患者，往往需要远程专家会诊，元宇宙技术可以有效避免传统诊疗过程中的病毒传播，同时又模拟了患者个体化状态，将隔离病房搬入虚拟环境，供医务人员密切观察并检测患者状态。

四、人工智能与影像学对医疗个体化的作用

考虑到 VR/AR 在三维模型方面的潜力，它可能会彻底改变诊断实践中对 MRI 和 CT 图像的处理方式。在目前使用的影像技术中，成像提供的是二维信息，如肿瘤位置、侧度（在乳腺癌的情况下）、距离和大小。通过 AR/VR 应用，这些信息可以被进一步完善，以提供定向、定量的 3D 位置信息和邻近结构等细节。当增强现实技术与放射影像学相结合时，临床医生可以将医疗图像，如 CT 扫描图像，直接显示在患者身上，并与患者的身体排列在一起，甚至当被检查者在移动时，他们也可以更清楚地检查内部解剖结构。

放射科医生、外科医生和患者可以利用这些额外的信息，通过计算机生成的图形来改善他们的沟通和协作。支持 AR/VR 的成像可以进行增强或额外的放射处理工具的数字化操作，如在成像中提供额外的箭头或注释，以方便医务工作者之间的沟通，可以使用不同的颜色来表示复杂结构的不同部分；使用不同的形状，如立方体或球体来表示相似的解剖结构。其中，X 射线相关元宇宙技术在患者手术等治疗领域取得了成就。考虑到头戴式设备的发展，AR/VR 设备可以提供更好的界面和控制。先进的头戴式设备可以跟踪头部运动，从而促进虚拟图像。这种技术可以让放射科医生在虚拟环境里快速获得需要的患者个体解剖学信息，并通过提供放大虚拟图像特定部分的功能帮助他们了解细节。除了缩放，该技术还支持多种（如改变视点位置、旋转图像等）功能。

一个典型的案例是 Augmedics 公司基于 AR 的脊柱手术支持系统

X-Vision。X-Vision 帮助医生看到针对特定患者的个体化脊柱结构，实现了 AR 重叠的手术部位，以明确该患者的手术位置和手术流程。X-Vision 已经获得了美国食品和药物管理局的批准。2020 年，第一例 X 视脊柱手术成功完成。另外，SentiAR 的全息心脏消融指导服务 CommandEP，是用混合现实技术提供心脏手术中所需的患者本人的解剖信息可视化服务。它将被用作一种医学成像服务，能够检查、分析、通信和交换多方面的数字图像。

利用 AR/VR 成像技术，还可以对肿瘤边界进行详细的术前标记，这将有助于了解复杂肿瘤的结构。在肿瘤肿块切除时，它可帮助外科医生辨认术区，确保没有残留病灶。AR/VR 成像技术可还用于治疗期间的肿瘤成像。这种 AR/VR 成像应用不仅可以描绘患者同一时间段内肿瘤的大小、结构、形状和边缘等细节；还可以帮助比较化疗期间肿瘤的前后变化趋势，用来评估患者个体对药物的敏感性。

五、风险预测与疾病筛查如何实现医疗个体化

如上所述，利用元宇宙技术建立起关于患者巨量的生物学信息，包括基因序列的数据库后，任何一个患者都可以在数据库中找到针对自己的个体化映射模型；同时利用大数据中该模型的生物学特征与疾病发生发展的相关性，可模拟虚拟患者未来的疾病走势及并发症等的发生可能性，实现基于个体化的可靠疾病风险筛查、预测功能。

另外，3D 增强现实图像可以帮助放射科医生提供结构异常清晰的图像，并提供更准确的诊断。由于 AR/VR 提供了 3D 成像，它的头戴式设备可以自由地通过旋转、缩放和移动的能力进入到三维模型

中观察，因此很有可能在癌症早期就从更微观层次发现肿瘤细胞，但在目前的技术和技术下，这种肿瘤细胞可能很难被识别出来。

在这些元宇宙技术背景之下，Endiatx 团队创造了一种微型机器人，可以被患者吞下，并在胃和消化道等部位接受医生的远程遥控。它相当于一个微型的遥控潜水艇，只有维生素胶囊的大小，可将实时视频传回医生的电脑或手机。在多次健康人体测试和患者的测试中，机器人拍摄了用于筛选患者的溃疡、胃炎、癌症和其他潜在疾病的现场视频。目前，医生可以使用标准的 Xbox 游戏手柄来操控这架微型机器人，计划在未来使用任意手机的触摸屏来进行控制；甚至设想将该装置邮寄到患者的家里，让患者在与医生进行远程医疗咨询时吞下，医生可以通过他们的电脑或手机实时查看摄像头的画面。

元宇宙背景下的精准医疗尚有巨大的潜力和可观的前景，但是该领域的个体化诊疗过程还处于起步阶段，在临床实践中的广泛应用还有很长的路要走。首先，获取原始数据是开发代表普通人群的生物数据库的一个主要挑战；其次，在数据共享时需要保障数据库或者患者本人的信息安全和保密性。另外，运行成本和基础设施的配备亦是推行互联网医疗的必要条件。最后，元宇宙数据库的建立全程都需要专业的医务工作者的评估和参与，应制定准确高效的标准和规则来保证数据库使用方法安全可靠。

第二节　元宇宙医疗的技术与伦理新挑战

当元宇宙解除了信息本身对医疗及医学发展的诸多限制，医疗与医学不仅会迎来革命式的前进，解决在各个领域中的技术难点，也会面临一些新的伦理问题的挑战。关于这一新技术的伦理讨论，本书在第六章将具体开展，在此我们将从医疗的角度出发抛砖引玉。

一、元宇宙的技术挑战

目前谈及的元宇宙更多的是人们的期许，基于人们对科技发展的信心，包含人们对各种未来的展望。我们应该意识到，实现这些愿望需要解决层出不穷的技术难点。在此之前，真正元宇宙的降临也还是遥远的。其想要为人们带来全新的世界，需要经过漫长的博弈和迭代。我们迫切需要解决如下的技术挑战。

（1）元宇宙基础设施、存储的数据安全问题。正如前文所讲，元宇宙中的全部信息将基于"区块链"技术，分布式地存储于不同的服务器之中。虽然分布式存储减少了信息丢失的风险，但当元宇宙承载了全部信息统合的功能之时，其物理存储的毁灭也将等同于"人类世界"的毁灭。或者出现了一种能够沿区块链进行传播的新型病毒，也将有可能将人类的文明抹杀。此时，毁灭人的方式不仅包含着物理意义层面之上的，更包含着信息意义层面之上的。

（2）客服数据存储系统所带来的信息垄断风险。元宇宙技术的本质进步在于打破信息壁垒、统合信息、加速信息传播速度。但是当信息实现统合之后，是否会出现《头号玩家》之中的科技巨头 IOI，抑或是《赛博朋克 2077》之中的荒坂公司？如何在技术层面规避这个问题甚至有可能成为元宇宙是否会降临的关键。

（3）元宇宙世界的"成瘾性"问题。这本质上是如何平衡信息与物质的辩证关系的问题。元宇宙始终仅仅是客观世界的信息投射和延伸。以人际关系为例，过于沉浸在虚拟现实中的人际，甚至人和物的关系之中，或对虚拟现实中的种种关系感到满意，就有可能使使用者脱离客观物质世界，转而谋求"虚拟永生"。这甚至可能成为未来元宇宙医疗的一个重要领域。

元宇宙场景是由技术进步与市场需求共同推进的，元宇宙的发展将给个体带来系统性的改变。伴随着元宇宙应用场景和应用范围的不断扩大，未来人们大量的工作和生活活动都将在元宇宙场景中发生，元宇宙将成为人们日常不可或缺的一部分。未来，现实世界与以元宇宙为代表的数字世界将会走向深度融合，人们的观念、思维和习惯也将发生巨大变化。虽然目前来看元宇宙的应用主要表现在游戏、娱乐等领域，其他领域应用相对较少，但是在未来，伴随元宇宙的技术和产业成熟度提高，其应用范围将逐步扩大，并不断深入。这些都是建立在元宇宙相关的技术革新之上的。我们应不断关注元宇宙带来的传播生态变革，参与关键技术标准制定，始终把握元宇宙建设的先手权与话语权，如此才能在元宇宙的构建过程之中保证其不偏离人类发展的航向，最终达到激活生产效率、促进社会变革的目的。

二、健康、亚健康、疾病的边界

健康的概念是随着人类社会的进步逐步出现、逐步被完善的。现代的健康概念最早是在 1946 年世界卫生组织（World Health Organization, WHO）成立之时被提出的。当时的 WHO 宪章将健康定义为"一种在身体上，心理上和社会上的完满状态，而不仅仅是没有疾病和虚弱的状态"。1998 年，随着比尔·赫特勒（Bill Hettler）、亨特（Hunter）等学者的研究进展，健康又在身体、情感、智力、精神、职业、社会七个维度被阐述。在同一时间段，介于健康与疾病之间的"亚健康"概念也被提出，即机体无器质性病变，但是有一些功能改变的状态。与之相伴的是营养科学、心理学等学科也被纳入医学与医疗的范畴，预防医学等学科也得到了长足发展。本质上，一是人们逐渐认识到可能存在着疾病的前趋状态，疾病与健康在人群中并不是一个绝对的二分群体，而是连续变化的；二是人们认识到是否健康除了与机体的自身状态有关，也与能否满足社会、环境等诸多因素相关，随着社会活动对个体的要求越来越高，健康的内涵也会越来越丰富，健康与疾病的边界也将重新被划定。

可以设想，元宇宙对健康人群与患者生理信息的统一整合又将带来新一轮的健康内涵的革新。首先，更接近真实世界的普遍人群的生理信息的统合能够形成更加真实的标准人群数据。其次，与各种生活、经济活动的数据统合，将能更有利于指导各种不同慢性疾病状态下的工作与生活。以癫痫这一神经系统疾病为例，其特点是发作性的大脑皮层神经功能紊乱，可能产生伴有意识障碍的抽搐、行为异常等表现，即我们俗语所说的"羊癫疯"。由于担心患者发作时产生的意识障碍会为生命财产安全带来风险，当前大部分的用人单位会避免招收有癫痫病史的患者。但实际上，癫痫的症状表现是多种多样的——有些患者只会在睡眠中发作，有些患者发作时仅会表现为以秒为单位的动作终止，在当今条件下没有办法讨论、探索这些患者适合从事何种工作，但放在元宇宙环境下，这些问题就会迎刃而解。

同时，元宇宙环境下的医疗系统对于疾病状态与社会活动关系的研究也将更加深入。比如我们最常见的高血压，血压状态到多少可以从事低强度工作、到多少可以适应高强度工作、到多少需要完全脱离工作进行休养调整，这些问题在现今都不能得到明确的解答。而来到元宇宙环境下，这些问题的解答又必将对社会活动的指导产生巨大意义。

三、《心理测量者》与"Moss"

更加统合的信息资料参考容易带来唯一确定性的机械唯物主义风险。

2012 年，日本动画制作公司 Production I.G 联合剧作家虚渊玄出品了一部名为《心理测量者》的动漫作品。剧中构建了一个人类心理状态和性格倾向都可被数值化的未来，所有人的心理状态和个性倾向都可以由城市监控系统——"西比拉系统"动态监测并记录管理。任何人的"犯罪指数"一旦出现偏差，即使其没有犯罪行为，也会被严格监管甚至予以排除。表面来看，整个社会处于平稳和谐的发展环境之中，但实际情况是维持"个人指数"的压力给普通民众带来了巨大的不满，"只能按照特定模式发展的约束"孕育了社会的不安定。当一群犯罪分子研发出可以逃避监测的设备之时，暴乱爆发了。

在电影《流浪地球 2》中也出现了相似的情况，我们也窥探到了信息统合所带来的威力，并感受到了电影创作者们对于这份威力的不安。"550"系列超级计算凭借自身的强大算力，以及与全球互联网连接后的信息整合，"预测"或者说"策划"了《流浪地球 1》与《流浪地球 2》中的三次人类危机。而其行动根据竟是"延续人类文明的最优选择，是毁灭人类"，即在其推算中，只有面对灭亡的危机，人类才能消除分歧、走向协作。

这两部作品在一定程度上都体现了元宇宙技术可能带来的及元宇宙社会下可能会面临的机械唯物主义风险与问题——当我们认为某一技术所表征的数值、指标能最大限度代表"客观"之时，这一数值、指标总会与个体的需求、个体的愿望产生冲突与矛盾。其在本质上是客观物质世界与主观能动性之间的矛盾，是"绝对"与"相对"的矛盾。如果我们承认某一程度的信息统合结果是"绝对"的，那人类必将走向"宿命"，人类文明也将停止发展；但相对于这些信息的统合，个体的变量又显得渺小无力。

反应在元宇宙医疗环境下，我们则会遇到如下几个困境。如果信息统合得出的某一个体的某一生理指标不适合某一工作，而这一个体又有着强烈的从事该工作的愿望，我们是应当遵从个体的生理数值还是遵从个体愿望？如果信息统合认定某一个体在某一疾病状态下生存概率微乎其微，我们是否应继续尝试拯救这个生命？如果信息统合认定某一新生个体会在未来衍变成反社会人格，那我们是否应该就地将其抹杀？作为医务工作者，我们的初心始终是不遗余力地治病救人。笔者认为我们应当始终严守着这条底线，不应受限于任何形式的"成熟理论""固有观点""绝对权威"的限制与束缚。为了拯救患者的生命、解除患者的痛苦，在不伤害患者的前提下，哪怕是微乎其微的概率也应当去勇敢追求。在此引用一句现代流行文化的观点——"人类的赞歌就是勇气的赞歌"。

四、"与 ChatGPT 对话"——驯服信息的野火

正如前文在医学科研发展中所讲的，元宇宙环境下医学领域的研究者可以借助"数字孪生""数据平台"等技术进行大量的模拟实验。直观感受下，这些模拟的实验可以快速验证想法、节约研究成本。但这些快速形成的想法和观念是否会是来源于问题提出人的？当这些模拟实验开展的条件过于容易，是否会滋生出一些可能危及人类生存的实验想法？这是需要人们去深思和警惕的。如果有人尝试利用元宇宙的数据去探寻灭绝人类的办法，我们是否能及时发现、及时应对？

现实中以 ChatGPT 为代表的语言统合类人工智能的出现正让这些问题浮出水面。

ChatGPT 面世之后，首先让其声名大噪的是大量的高校学生甚至科研工作者都开始利用其进行论文书写。《自然》杂志在 ChatCPT 面世后 3 个月内对其读者开展了一项在线问卷调查，结果显示 80% 的受访者在论文撰写中都使用过 ChatGPT，约有五分之一的人经常使用此类工具，约有 8% 的人每天都在使用该工具。同时有 27% 的受访者还表示应用了该工具进行头脑风暴。虽然大部分研究者都将其当作是枯燥、繁琐、重复任务的便捷处理工具，但其所带来的原创性问题也同样令人担忧。同一时期，著名科幻杂志《克拉克世

界》(*Clarkesworld*)也因遭遇数量激增且文风相似的杂志投稿而被迫停刊。

2023 年 2 月，ChatGPT 书写出了一条被网络疯传的"浙江省杭州市政府 3 月 1 日起取消机动车依尾号限行"的假新闻。新闻原作者出于玩笑的心理尝试用 ChatGPT 书写了一则新闻稿，并将成果展示在聊天群中，却被不明前因的群成员误以为真，进而疯传。同期，当微软与 ChatGPT 合作推出 Bing ChatGPT 后，其很快发现 Bing ChatGPT 会越来越多地使用"脏话""淫秽词语"，这些都反映了背后使用者的语言状态。

把元宇宙之上的每一条信息都加以监管可能是最简单的统筹管理方法，也是元宇宙的核心价值所在。例如，如果在对话时，ChatGPT 能够附带上每一句话的原文出处，并将每一次生成的聊天话语编码记录，我们就可以凭借这些记录去轻易辨识一个科研观点或者一篇科幻文章是否为原创；可以凭借这些编码去轻易识别一个新闻稿件的来源；甚至凭借这些编码可以精准识别每一个问题发言的出处。但这时新的问题就会产生，所有信息都被管控是否又会与个体的隐私诉求所冲突——作为生活中的个体，我们是否需要在网络中谨小慎微地发表自己的观点，以防之后这些观点被认定为违规而被清算？这种冲突可以被控制到何种范围之内？如何防止监管部门滥用这些信息？如何预防充满无穷潜力的信息之火将人类文明付之一炬？这些是我们应该始终警惕和思考的问题。

总之，新技术所带来的革命必将同时改变人类社会的诸多关系，也必将带来诸多前所未见的挑战。我们在拥抱新技术的同时，也应保持克制、谨慎的态度稳步前行。

第五章

元宇宙哲学之旅：虚拟世界中的真实

章前引言

在前四章中，我们已经看到了有关元宇宙医疗应用场景以及各种未来的丰富的可能性。你的心中可能已经充满了对这些即将到来之物的美好愿景。但是且慢，在此之前我们还有一些在思维领域稍显严肃的问题没有处理清楚。

从本章开始，我们将跟随着哲学家的脚步一起去探索，一起去探索元宇宙医疗的概念之维。戏仿伟大的哲学家康德的提问方式，我们的问题将会是这样的："元宇宙医疗究竟如何可能？"

你可能会好奇，如果连元宇宙医疗的可能性都成问题，那为什么还能够谈论前面所有的一切。事实上，所有关于元宇宙的讨论都是建立在关于虚拟世界的讨论之上。而关于虚拟世界的"实在性"，也就是它如何在世界中存在的真实性，仍然存在着不小的争论。因此，在这一章中我们将考察这一争论中的一些观点。而在这之后，我们会进一步延伸探讨元宇宙所带来的价值伦理以及主体性有关的话题。

第一节　元宇宙医疗的可能性

一、有关虚拟世界的三个问题

关于虚拟世界的第一个问题与究竟什么才是"虚拟"有关。大体上而言，存在三种关于"虚拟"的观点，持有这些观点者可能会认为像元宇宙这样的虚拟世界根本不可能实现，更不要提在这里建立医疗体系了。让我们把这三种观点称作虚假论、幻觉论和计算机模拟论。

通过考察这三种反对观点并反驳它们，我们不仅能够回答关于元宇宙医疗的可能性问题，还可以更加深入地了解元宇宙背后所依托的虚拟世界的实在性。

虚假论者认为，所谓虚拟指的就是虚假，而虚拟世界就是虚假的世界。因此，虚拟世界就是真实世界的反面，无论我们称什么是虚拟世界中的事情，如发生在小说、电影、游戏、虚拟现实或是元宇宙中的事情，我们都无须也无法认真对待它们。

这样的反对意见尽管看起来与元宇宙的目标南辕北辙，且其中透露着一种古板的荒谬，但要想认真地反驳它，却要下相当大的力气。因为，这个意见抓住了"虚拟"这一概念的核心，即它是有别于真实／现实的。毕竟，如果不是这样，那我们为什么要大费周章地建立一个有关真实事物的不真实的矛盾概念呢？因此，对这一观点的反

驳，将会放在最后进行

幻觉论者比虚假论者后退了一步，他们承认被我们称作虚拟世界或者元宇宙的东西至少在某种意义上是存在的，如存在于虚拟现实的头盔中，但他们背后却并不表达着和现实意义上一样的"世界"。换句话说，所谓虚拟世界，压根就是某种海市蜃楼般的幻觉或仅仅是屏幕上的画面，它们是真实的，但它们的意义都是我们幻想出来的。

计算机模拟论者则更为了解现代技术。他们知道，我们现在谈论的虚拟世界，大多数都是由计算机技术所产生的。他们也知道，计算机还可以用来进行现实世界的仿真。由此他们认为，所谓的虚拟世界尽管可能非常逼真，但它与其他的那些模拟仿真程序也没有什么本质上的不同。也许我们可以在这个模拟上做很多有益的事情，但它们至多是一个现实世界的数字副本，我们依旧无法把它当作现实的生活，更不要提在这之上的医疗了。

二、幻觉与真实：对幻觉论的反驳

对上述三种观点的回应的一个好的开始就是说清楚幻觉论者所说的幻觉究竟是什么意思。当我们在说到"幻觉"一词时，通常可能指的是错觉（illusion）、幻视（hallucination）和妄想（delusion）。在这三者之中，妄想指的是一种精神疾病，但当我们在谈论元宇宙问题时，这个概念显然与这里讨论的事情无关，因此，让我们把目光投向另外两种可能性。

在错觉中，你察觉到了一个真实的物体，但这个物体并非看起来的那个样子。举例说明，图 5.1 所展示的著名的缪勒—莱尔错觉就是这样，你察觉到了两个似乎并不一样长的线段，但如果测量一下，就会发现它们的长度实际上相等，因为周围图形的方向误导了你的视觉。

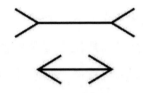

图 5.1　缪勒—莱尔错觉

资料来源：缪勒—莱耶尔错觉（Muller-Lyer illusion）

那么，幻觉者这里说的"虚拟世界是一个幻觉"是指的这种幻觉吗？很显然，虚拟世界中当然可以包含这种类型的幻觉，但它本身并不是这种类型的幻觉。想象一个场景，你在元宇宙中阅读这本书。你的眼睛看到了图片中的缪勒—莱尔错觉，这意味着错觉可以出现在虚拟世界中。但同时，你还在元宇宙中读着书，你真真切切地在虚拟世界中读着一本书，这本书显然不是你的错觉。因此，幻觉论的说法在这种情况下应当不成立。

另一种情况又如何呢？所谓幻视，就是你根本没有察觉到任何真实的物体。的确，你在虚拟世界中看到的东西似乎都不是真实的物体，它们最多只能算作某种数据体（注意这实际将我们引到了模拟论者的论题上），是一些数据结构的体现。如果接受了这样一种看法，那也就意味着，我们必须要接受照镜子也是一种虚假的幻觉。毕竟镜子中的你也不可能是一个真实的物体。

三、邪恶的天才

但是，请等一等，我们是不是漏掉了一些情况。比如说，如果整个世界就是一个庞大的幻觉呢？

这样极端的情况其实并非来源于 20 世纪的科学幻想。早在 17 世纪的笛卡尔就已经在他的著作《第一哲学沉思集》中严肃地讨论过这个问题了。在书中，他得出的结论正是那句著名的"我思故我在"。这句话在我们的语境下的意思就是：即使一切都是虚拟的，但我的思维依旧是真实的。

如果真实的你其实生活在一个像《黑客帝国》中的母体里，那么你的全部知觉都是邪恶的天才机器人或者外星人用先进的仪器所捏造出来的。在这种所有的一切都是幻觉的情况下，我们似乎不得不承认幻觉论者似乎说出了某些恐怖的真相。

但是，与此同时，这样的情况让我们意识到了，所谓虚拟和真实的界限其实并没有我们曾经以为的那样明晰，而这一点恰恰是我们反驳虚假论的开始。毕竟正像墨菲斯向尼奥在片中提出的那两个灵魂质问一样："什么是真实？""你怎么定义真实？"

四、实在论与反实在论

至此，我们得到的结论是，除非我们的世界本身是个幻觉，否则幻觉论者就是错的。在我们向另外两种意见发起挑战之前，首先需要为我们已有的概念来打一个小补丁。

到目前为止，我们在谈论虚拟世界时采用的是"虚假"和"真实"这样一对在日常生活中人人都能理解的概念，但是正如在上一小节中看到的那样，这样的概念有时是过于模糊不清的。我们需要更为合适的概念来探讨接下来的问题。

事实上，认为虚拟世界真实存在与三种反对者的关键分歧在于，虚拟世界以及在其中的各种虚拟事物究竟是否是一种现实。在我们的观点中，我们认为这显然应当是一种现实，否则我们就无法在其中进行如医疗这样显然只能对现实的人的身体进行的行为。

这样一种姿态在哲学上被称之为实在论。实在论，专业上来讲指的是一些物体，以及它们所具有的属性（如熟苹果具有红色的属性）独立地存在于人们的信念、语言和概念框架之外。与此相对的概念，则是反实在论。

在哲学中，除了我们在这里讨论的虚拟世界的实在论之外，还存在着许多组实在论与反实在论的争论，如科学实在论与反实在论、道德实在论与反实在论以及结构实在论与反实在论等。因为我们对于虚拟世界、虚拟世界中的虚拟物体以及它们所具有的属性持实在论观点，因此这种观点可以被称作虚拟实在论。

正像我们观点的反对者——虚拟反实在论——可以具有多种类型一样，虚拟实在论也可以有很多版本，而在接下来我们将通过对一种特定版本的虚拟实在论进行辩护去回应另两种反实在论的质疑。

五、X 与虚拟 X

正如我们在实在论的定义中所看到的那样，实在论不仅和物体本身有关，还和他们所具有的属性相关。于是接下来的问题十分显而易见：虚拟世界中的物体具有什么样的属性？它们与普通物体的属性有区别吗？

对于这两个问题的答案都是，"这个可以有"。第一个"这个可以有"意味着，无论一个普通的物体具有什么样的属性，一个虚拟物体都可以具有同样的属性。没有什么属性在现实世界中可以有，而在虚拟世界中是不能有的。

第二个"这个可以有"则来源于我们通常习惯于将一个虚拟世界中的物体与一个现实世界的物体对应起来，而在一些情况下，两者可以具有不相同的属性。这意味着，当我们说一个现实中的物体具有 X 属性，而虚拟世界中的那个对应物体则具有"虚拟 X"的属性。在一些情况中虚拟 X 可以就是 X，而在另外一些情况下则不是。

上面这样的表达可能看起来有些抽象，下面让我们用更具体的例子来表达这一点。之前我们提到过在元宇宙中阅读这本书的例子。一般情况下的一本书所具有的这本书的属性就是这里的 X，而在元宇宙中的这本书的属性就是虚拟 X。

当我们在说第一个"这个可以有"时，意味着所有 X 属性都可以在元宇宙中找到对应物，但它们不一定就是在虚拟 X 之中，如这本书具有特定的重量，这个属性可以在元宇宙中实现也可以不被实现。而另一方面，有些虚拟 X 中的属性就是 X 本身，如这本书是可以被阅读的，而元宇宙中的这本书也是可以被阅读的。

请注意，我们在这里谈论的虚拟 X 属性并不是非实在的 X 属性，只意味着它们是虚拟物体所具有的属性。这一点对于后面十分重要。

六、虚拟与虚构

在上一小节中，我们费尽周章地解释了普通物体与虚拟物体属性的关系，其目的就是解决虚拟反实在论者的一个核心难题：在许多虚拟世界中，存在着显然不存在于现实世界中的物体，它们具有显然不存在于现实世界中的属性。这些虚拟物体甚至不需要依赖元宇宙的技术。例如，在《魔兽世界》这样的游戏中有龙、魔法，玩家甚至还可以在天上飞。

这些明显不存在于现实世界中的属性和物体，很多时候恰恰就是吸引我们进入虚拟世界的原因。但是，这并不意味着它们是虚假的，而仅仅意味着它们是虚构的。

现在我们拥有了一些虚构的物体和虚构的属性。虚构的物体，如龙，龙与其他虚拟物体的区别不过在于，它没有一个现实中的对应物。而虚构的属性也没有什么特殊之处，如一个玩家在游戏中可以使用魔法，那不过意味着在这个虚拟人物的一系列属性之中有一个或者一些虚拟属性并没有现实的对应物，这当然没有什么问题，因为属性与虚拟属性之间本身就非一一对应的关系。

至此，我们可以得到如下结论：在原本的现实世界中存在一些物体、一些属性；在虚拟世界中存在一些虚拟物体和虚拟属性；每个在现实中存在的属性和物体都可以有一个对应的虚拟版本，但是在虚拟世界中物体和属性的关系可以不和原本的情况一一对应，有一些虚拟属性就是原本的属性本身，还有一些虚拟物体和虚拟属性原本不存在，它们是虚构的物体和属性。

现在，我们距离真正的虚拟实在论，几乎只有一步之遥。

七、实现虚拟属性：数字世界

到目前为止，我们似乎还坚持着这样一种区分：有些物体和属性是虚拟的，有些则是现实的。但是，这好像和我们所希望达到的实在论立场有些矛盾。

在这里，核心的问题在于，尚未明确什么样的机制保证了虚拟物体和虚拟属性独立存在的合理性。我们之前已经发现了有些虚拟属性与现实属性实际上相同，而实在论的要求又体现在虚拟物体与属性的非依赖性。那么，我们的选择就只剩下一种：虚拟物体就是某种现实存在的物体，虚拟属性也是现实属性的一部分。

更确切地说，虚拟物体是一种数字物体，它由数字计算机的物理机制而得到实现。这些物理机制并不比其他的物理机制更低一等，因此虚拟世界也并不是物理世界之外的某种虚假的东西。所谓的虚拟属性，则是这些实现了的虚拟物体的属性，并非什么非常特别的属性。

这一段话看起来非常拗口，举个例子，有一朵红色的玫瑰花和一朵虚拟世界的红色玫瑰花。两者都是真实的物体，并没有一种比另一种更为优先。区别在于，前者可能是由组成了细胞的那些物理结构所组成的，而后者是由实现了计算机中数据结构的那些物理结构所组成的。前者拥有红色这个属性，意味着可以被人眼看到红色，而后者拥有虚拟红色这个属性，意味着可以通过某些方式被表现为红色（如虚拟现实屏幕）。

最后一个问题，那些虚构的物体和属性又如何呢？答案非常简单，没有什么事情阻止了某物可以同时是一个数字物体和一个虚构物体。虚构内容的意义并非其存在本身，而是人类赋予其的非实在性内容。

上述的这种从数字计算机实现角度出发的虚拟实在论，就是我们最终得到的数字虚拟实在论。在最终建立这种观点的过程中，可以看出已经有效地反驳了虚假论者和模拟论者的观点。

八、数字虚拟实在论

现在是时候结束第一段的哲学旅途，来看看我们究竟收获了什么。

首先，可以肯定的是，我们收获了一种被称作数字虚拟实在论的理论。基于这种理论，我们知道元宇宙是可能的：元宇宙就是一个由数字过程实现的虚拟世界。并且，如果我们相信元宇宙真的可能，那么我们必须坚持某种虚拟实在论，而我们实现虚拟世界的方法在很大程度上依赖于数字信息处理技术，因此这种数字虚拟实在论很可能就是我们最终接受的那一种。

除了这一种理论之外，我们还清楚了，有许多的看法和观念，特别是一些十分常见的看法和观念，与我们对元宇宙的愿景相冲突，如果赞同这些观念，同时赞同前面那些关于元宇宙医疗的愿景，那么你就具有了一些不理性的信念。

更重要的是，通过数字虚拟实在论，我们认识到了虚拟世界可以和"现实世界"一样真实，它可以并不是什么更劣等的模仿。换句话说，虚拟世界本身就可以是一个与现实世界具有同样丰富程度，甚至比我们目前所知的现实世界更胜一筹的扩展。这种"可以"被实现的情况，就是被我们称作的元宇宙。

第二节 虚拟世界够好吗？元宇宙的价值问题

一、虚拟世界会使人变得暴力吗？

在前文中我们回答了一些有关于虚拟世界存在的一些基本问题，然而这还远远不是全部。至少还存在着另外一大类有关于虚拟世界的问题需要被讨论。

例如，有人会发问："长时间停留在虚拟世界中会使人变得暴力吗？"尽管可以使用在前文中"关于虚拟和现实的区分并不像传统意义上那样"明确来回应这一问题。但这样的回应方式通常并不是提问者想要看到的。

在问出这样的问题时，提问者想的大概是：如果进入虚拟世界会增加人们的暴力倾向，而暴力是一件不好的事情，那么进入虚拟世界就是一件不好的事情。

如果确实如此的话，那么提问者在此想要问的实际就是，"虚拟世界是好的吗？"或者换句话说，"虚拟世界能为我们带来更好的生活吗？"

像这样涉及"好"或是"应当"这样的概念问题，在哲学上被称作价值问题。伦理学专门研究这些问题。与前面介绍的关于虚拟世界存在性的问题不同，价值问题的讨论大多都更具实践性。可以想到，更加沉浸的虚拟世界作为一种新的事物出现在人类社会中一定会产生大量的价值问题。下面就对这些问题做一些简要的介绍。

二、诺齐克体验机

早在第一台可以显示 3D 图形的计算机出现之前，哲学家就已经在思考关于虚拟世界的价值问题了。在这些思想之中，最著名的一个偏向于否定的例子，莫过于诺齐克的生命体验机的思想实验了。

"假设存在这样一台可以给你提供任何你希望体验的生命体验机。顶级的神经心理学家可以通过刺激你的大脑使得你感觉你在写作一本伟大的小说，或是正在交朋友，又或是正在读一本有趣的书。在整个程中，你会漂浮在一个水箱中，而电极则会贴附在你的大脑上。你是否应当接入这台生命体验机并提前规划你生命中的体验呢？"

诺齐克还提到，在这台体验机中，你可以从庞大的数据库中挑选任何你想要的体验，并且，每隔两年，你还可以从机器中苏醒过来挑选接下来的体验。当然，当你在机器中时，你并不会记得其之外的事情。

诺齐克给出的答案是否定的，他给出了三条理由来反驳我们应当接入这台生命体验机。

第一，我们希望真真切切地做一件事，而不是仅仅体验到某件事，这两者是不同的，而生命体验机给予我们的是前者。

第二，我们希望自己成为一种特定的人，而一个漂浮在水缸里的人完全不是任何一种人，你能认为这个人是有勇气的、有智慧的或是有爱的人吗？

第三，接入这台机器使人们被限制在了一个人造的现实中，在这个世界中没有任何深层次或更重要的东西值得人们去做。

三、虚拟生活值得过吗？

诺齐克的思想实验勾勒出了一种在虚拟世界中生活的一种场景，并且还对我们为什么不应该接入这样的虚拟世界做出了论证。那么是否真的如他所言，在虚拟世界中的生活是不值得过的呢？

事实上诺齐克的论证尽管可能对他所设想的那一种特定的生命体验机是有效的，但随着时代的发展，我们最终所希望实现的并非诺齐克理解的意义下的虚拟世界，因此他的论点仍旧是值得推敲的。

首先，对于诺齐克的第三个论点，这并非完全是对于价值问题的追问，而更像是在前文中所探讨的关于存在的追问。正如我们已经看到的那样，虚拟世界并不比"真实世界"于存在论意义上更加低劣，况且人造物也同样不是没有价值的同义词，因为如果是这样的话，我们每天生活在人造的城市中岂不也是没有意义的？

其次，诺齐克的体验机注重的完全是"体验"，这完全是一种被动的装置。但无论是从电子游戏还是虚拟现实目前这样的实现虚拟世界的方式来看，我们都完全有能力实现一种在虚拟世界中主动的生活。例如，在 VR Chat 中，人们大可以真正地交朋友。这就避免了诺齐克前两点中无法真正做某事和无法成为某类人的困境。

有了上述的这些可能性，我们大可以宣称我们的确可以在虚拟世界中过有价值的生活。

四、虚拟世界的伦理问题

尽管现代技术的发展与我们对虚拟世界的认识帮助我们反驳了诺齐克的论证，然而他的论证还是告诉了我们一个事实：不是任何一个虚拟世界的可能性都同样是好的。因此，就如同现实世界一样，我们必须去更具体地探讨虚拟世界中的价值和伦理问题。

不同的伦理直觉：数字伦理与现实伦理的直觉差异

由于价值与伦理的相关问题通常浸润在我们每天的日常生活当中，我们对于相当多的问题都有自己的伦理直觉。例如，我们都会同意，杀人不是道德的行为。然而对于一些伦理问题，人们可能具有不同的伦理直觉，许多伦理学上经典的两难选择问题就是如此产生的。对于这些问题答案的不同选择，导向了不同的伦理理论。

在这方面，一个比较有名的案例就是电车难题，对于生命价值的不同理解可能会使人在面对这一难题时做出不同的选择。随着成熟的虚拟世界、互动娱乐以及元宇宙的到来，我们的许多伦理直觉也将受到考验。

在绝大多数情况下，我们都会认同偷窃并不是一种道德的行为，一次偷窃行为即使没有被抓到也会使得正直的人感到持久的良心不安。然而你有没有使用过盗版软件、听过盗版音乐、读过盗版电子书呢？即使你从来都没有做过这些，不可否认的一件事是，有许多从未进行过偷窃的人正心安理得地使用着他们的盗版电子物品。

使用盗版电子物品当然是不正确的，然而对于使用者而言，使用盗版软件和偷窃一件普通的物品一样都是在未经允许的情况下获得了本属于他人的物品，并使他人受到了一定的损失，因而在这种意义上，使用盗版软件当然算得上一种盗窃。那么是什么让人觉得盗用虚拟物品比盗用真实物品更容易接受呢？

一种可能的回答是，虚拟物品是可以轻易被复制的，因而复制虚拟物品所造成的损失远没有偷窃普通物品那样有害。然而即使这样，人们还是会对是否应当允许虚拟物品被自由复制产生争议。例如，一个自由复制的支持者可能会宣称自由复制虚拟物品可能会促进创新并提高社会生产效率，像一些开源软件的开发；而反对者则可能会从盗版打击创作积极性等理由来对此进行反驳。

除了上述关于电子复制品与偷窃的关系之外，虚拟世界导致人们的伦理直觉发生改变或分化的情景还有很多，在这里，就不一一列举了。也正因此，我们才会呼吁尽快和合理制定虚拟世界社会的规则。

虚拟社会的去中心化迷思

那么我们应当期待一个怎样的虚拟社会框架呢？一个看似合理的提案是许多元宇宙的支持者都会考虑的去"中心化 +DAO"策略。这样的策略之所以可以获得大量的拥趸主要在于数字互联网本身的去中心化物理实现方式以及近年来基于区块链技术的智能合约与虚拟经济系统的快速发展。

DAO 指的就是去中心化自治组织，不同的使用者通过 DAO 提供的基础设施可以签订智能合约。这些合约的执行由于完全在数字世界中因而其效力完全由算法来执行，无须额外的监管。而这些算法的安全性则有区块链技术来保证。

然而，即使是在目前已经进入应用的领域，DAO 依旧不是社会规则的完美解决方案。其中的一个原因是，DAO 仅仅保证了合约是可以被履行的，但并未保证合约本身是公平的。例如，在虚拟货币的记账系统中，有些币种采用了基于权益的证明（Prove of Stake），这就意味着，拥有更多虚拟货币的人拥有更大的记账权，并且新产生的虚拟货币也更多地由这些人所有。如果这样的机制被运用在了真实的货币系统中，无疑会导致更严重的贫富差距问题。

我们可以承认，像 DAO 这样的机制可以说是人们在数字时代的一次伟大创新，但仅仅是这样的技术离一个完整的数字社会体系的建立还相距甚远。一个真正的数字社会体系必须至少考量三个方面的内容。第一，一个像我们每个人一样普通的用户应当怎样在这个世界中生活。第二，虚拟世界本身的创造者本身应当遵循怎样的规则。第三，指定这些规则的监管者本身应当具有怎样的权力和责任。

数字犯罪

不要认为虚拟世界的伦理规则与个人无关。现如今随着虚拟世界逐渐渗透进我们每个人的生活，同时产生的数字犯罪也早已开始影响着所有人。像盗号以及电信诈骗这些较为常见的类型多少还能够被已有的法律体系所监管，但像数据泄露这样更为严重的行为却颇有些愈演愈烈的架势。

对于医疗行业而言，其数据的敏感程度较于其他行业而言更甚。然而仅在 2022 年上半年，世界范围内就发生了不少于 13 起重大的医疗信息泄露事件。泄露的内容包括了病患的社保账号、姓名、地址、信用卡记录、电话号码、个人健康数据、门诊记录、处方信息等个人敏感信息，涉及的人数达到了数千万人。

然而，尽管许多人都受到信息泄露的影响，对这些行为进行监管却颇具难度。一方面，在没有被公开宣告的情况下，许多受害者甚至并不清楚自己已经受到了隐私泄露的损害；另一方面，导致数据泄露的攻击的源头很有可能来自境外，对此很难将攻击者绳之以法。

面对这样的困局，许多人建议使用区块链技术来保证医疗隐私信息的安全。但是，即使是标榜安全的区块链技术本身也难以逃脱被攻击的命运。早在 2016 年，规模最大的虚拟货币之一以太坊就曾遭遇了一次重大的安全危机。当时黑客盗走了 360 万个以太坊代币，这个数量占当时全链上代币数量的 14%。此次事件直接导致了以太坊的区块链被硬分叉成了两条，即现在的以太坊（ETH）和以太坊经典（ETC）。

由此可见，数据安全性和对数字攻击的防范是虚拟世界治理的一个重要议题。未来随着元宇宙医疗的进一步发展，还会有更多的敏感数据加入到数字世界中，因此这一议题的紧迫程度将更甚。

虚拟医疗的伦理

除了故意犯罪的法律问题，在医疗领域当中，更为常见的是由于意外或操作不当本身导致的纠纷。在目前的场景中，如果出现了医疗事故，已经有了一套较为完善的处理机制。

在我国这套机制主要体现在 2002 年颁布的《医疗事故处理条例》。该条例中就医疗事故的预防与处置、事故鉴定、行政处理与监督、赔偿、处罚等内容做出了具体的 63 条规定。该条例规定了医疗事故的鉴定由医学会负责进行，并体现了加大医疗机构与医务人员责任的特点。

然而元宇宙医疗的出现可能会对这些问题的处理增加一些复杂度。考虑一下这样的场景：某人正通过元宇宙享受远程的手术治疗，他的身边没有真正的医生，而只有一套机械臂作为操作工具。真正的医生都在很远的地方通过网络连接来进行远程的手术控制。在手术进行的过程中，突然出现了本不应该出现的网络问题，导致原本正常运行的手术刀晚停止了一小会，患者的一条动脉被错误地割破了。尽管经过及时的止损，患者并没有死亡，但此次手术事故依旧对患者的身体恢复造成了不小的影响。

根据前述的条例，这样的情景无疑将至少被判定为三级医疗事故。但是，问题在于执行这场手术的医生是否应该对这场医疗事故负有直接的责任，毕竟他并没有进行任何错误的操作，只是手术系统出现了故障而已。

人工智能医疗的问题

如果上一个案例中选择不把责任推给医生，这听起来像是在杀人之后把责任推给一把枪，那么接下来的案例又该如何解释呢？

考虑还是同样的手术场景，但是这次没有藏在网线后面的医生。整个手术系统就是一个完整的人工智能系统。在这种情况下，如果系统仍旧出现了故障，导致发生了医疗事故，那么责任难道应当由某个甚至不存在的人类医生所担负吗？

事实上这样的现实离我们并不遥远，如在麻醉领域中，如何精准地给出麻醉的药量，一直是困扰人类医生的难题之一。实验表明，不同个体对不同麻醉药物的敏感性存在着差异。在这种情况下，采用了人工智能技术的麻醉机器人就成为一种可选的方案。

尽管现阶段麻醉机器人还并不能够完全替代人类麻醉医师，但是早在 2013 年，由强生公司开发的第一款麻醉机器人 SEDASYS 就已经通过了美国食品药品监督管理局（FDA）的批准，而国内的麻醉机器人也已经进入了临床试验阶段。

我们如果依旧支持各种智能技术以及虚拟世界与医疗领域的深度结合，那么就应当承认，前文中所提到的这些假想的场景是有可能发生的。那么，我们将以什么样的方式来应对呢？

五、虚拟世界中的主体问题

在前文我们看到了关于虚拟世界与元宇宙的一些价值与伦理问题，并且还特别关注了一些有关医疗的话题。

看上去这其中有些问题似乎是难以解决的，这主要是由于任何伦理和价值问题都必然涉及作为行为能动者的人类主体的问题。原本想要讨论这些问题就已经十分困难，虚拟世界和人工智能的出现还为之添加了更为深刻的内涵。

在前面的案例中，要想知道人工智能手术机器人、远程连接的主刀医生以及真实的主刀医生究竟有什么区别，这就几乎等同是在问，什么才能算作一个行为主体。

为了回答这些元宇宙医疗所谓的我们带来的深刻问题，我们有必要在主体问题中走得更深一步。

第三节　虚拟主体与现实主体

一、什么是自我——人格同一性问题

既然主体问题如此令人困惑，那我们不妨从一个大家都能够承认的基本的主体开始。得益于我们每个人独特的第一人称视角，除非你真的疯了，否则大概不会不承认自己是一个能动的主体。于是什么是自我，就成了对主体探究的开始。

伴随着自我的一个重要的哲学问题就是人格同一性问题。在这里，"人格"并非类似性格特征的心理学概念，而是一个人之所以成为一个人的本质。例如，一个 20 岁的人到了 70 岁即使他的性格改变了，但这并不妨碍这个人依旧是他自己。

一个让人格同一性问题变得重要的原因在于，如果你希望从一个纯粹物理角度的方式来破解这个问题，那么必将受到挫折，因为随着新陈代谢的进行，我们身体中的每一个原子都会很快地被替换掉。

那么究竟什么使人具有同一性呢？围绕着这个问题，哲学家之间产生了漫长而持久的争论，提出了一些具有代表性的看法。在这之中，有些人认为自我或人格同一性就是某个固定的实体。还有些人求助于漂浮于物理世界之外的心灵概念。更为现代的观点则会认为人格同一性可能源于大脑中计算的功能或因果结构或是源于每个人生活的连续性。

然而，这些观点尽管有其独到之处，但也都不可避免地遇到了困难，就像所有其他的哲学理论那样。那么元宇宙的到来会为这一问题的讨论带来怎样的变化呢？

二、王子与鞋匠

在很久以前的一天，一位王子从床上醒了过来。望着陌生的天花板，他意识到，这是一个平民的身体。在解除了受到绑架的顾虑之后，他开始对周围的一切充满了兴趣。他来到了屋外，发现自己身处王宫所在城市的郊外。原来，他已经进入了自己国家中一位普通鞋匠的身体。

与此同时，王宫中也爆发了混乱。鞋匠醒来后便开始在宫中大闹，不断向周围的人宣称自己其实是一名来自城郊的鞋匠，并且行为举止十分粗鲁完全没有平日的仪态。

这个看似有着蹩脚的穿越小说的开头的故事实际上是著名的哲学家约翰·洛克（John Locke）对人格同一性问题所设计的一个思想实验。根据他的观点，虽然这个思想实验中的王子和鞋匠交换了身体，但是王子不可能具有鞋匠的谋生技能，而鞋匠也不可能拥有王子的行为举止，因此更换了身体的王子依旧是王子，而鞋匠则依旧是鞋匠。因此，人格同一性不是由一个人的身体所构成的。

三、VR 互换身体实验

　　洛克的思想实验也许开启了对人格同一性现代讨论的先河。然而，其论证在如今看来却显得有些简陋了。在今天的认知科学和哲学中，人们非常清楚，身体当然会对人们对于自我和社会的认知产生至关重要的影响，并不是可以轻易与他人交换的"物品"。然而今天的技术也同样可以使我们真正地体会一下那个思想实验中的王子和鞋匠的感受。

　　在 2016 年的一项实验中，研究人员通过并不复杂的虚拟现实头显以及一个控制装置，就在很大程度上使被试能够体验他人的身体感受。

　　在这项实验中，实验的被试佩戴了一个虚拟现实头显，而一个实验工作人员（让我们称他为表演者）则在面前佩戴了一个由 arduino 系统控制的摄像头用来跟踪被试头部的转动。

　　这样一来，被试眼中看到的实际上就是表演者面前的景象。

　　不仅如此，表演者还会尝试模仿被试所做出的任何动作，来完成如探索周围环境、触摸他人（两个人同时触摸实验工作人员）、拿取物体、与他人面对面等实验任务。这项实验的结果表明，即使在这样简单的实验条件下，被试仍然获得了对表演者身体的较高的主体感受。

　　利用虚拟现实的身体互换实验提供了比洛克的哲学论证更加充分的经验证据，表明人们的自我并不局限于自身的身体，换句话说，我们可以拥有其他的身体，同时仍旧是我们自己，但同时，这样的可能性也为元宇宙时代中的人格同一性问题造成了更大的复杂程度。

四、虚拟自我是真实自我吗?

在元宇宙中，人格同一性问题的复杂性表现在，可以成为自我主体的候选者实在是太多了：我们有自身物理世界的身体、物理身体的数字复制物（数字孪生）、自己设计的虚拟形象以及更复杂的各种混合情况等。这些虚拟或者半虚拟的自我候选物，能够成为真实的自我吗?

事实上，对于这个问题我们已经有能力回答一半。在前面已经说过，"虚拟世界"具有并不逊于"真实世界"的真实程度。于是，虚拟自我肯定是某种真实的东西（或者用更哲学一点的词汇，实在），那剩下的一半问题就是，虚拟自我是一种自我吗?

让我们从人类知觉的角度来回答这后半个问题。知觉系统，尤其是视知觉系统，对人们的自我认知起着至关重要的作用。通常情况下，人们通过知觉能力，通过迷惑、区别、情景化、确证和恒定等几个阶段才能最终识别出自我。而在虚拟自我的情况下，人们同时具有多种混合的知觉。

具体而言，这种混合的知觉经验包括了四种形式：① 基于真实世界中自我视角的真实知觉；② 基于真实世界中自我视角的虚拟知觉；③ 基于虚拟环境中虚拟自我视角的虚拟知觉；④ 基于虚拟环境中他人真实视角的真实知觉。

第一种情况自不用说，就是日常的知觉本身。第二种情况类似于佩戴虚拟现实头盔时的知觉经验，如果多种知觉无法配合（如只有头显），那么便有可能产生晕动症等情况。第三种情况则可以作为第二种情况的改进，这时虚拟自我的知觉完全就是真实自我的知觉。而第四种情况则类似于前面互换身体的实验，只不过更为精细。

从目前的技术来看，我们还处在从第二种情况向第三、第四种情况迈进的水平，然而已经可以看到的是，虚拟世界中的自我当然是现实自我的一种延伸，并且无论身处的环境是真实环境、虚拟环境还是更复杂的混合环境，这些环境中都能为我们的知觉提供一种起到自我塑造作用的信息。我们可以说自我不仅存在于大脑本身所具有的认知活动中，还可以存在于其所投射的虚拟体验以及对自身有意义的外部世界中（无论这一世界是真实的还是虚拟的）。

五、虚拟现实版黑白玛丽

在说明了虚拟自我与真实自我的关系之后，接下来就可以对一些典型的虚拟主体进行考察。在此，第一个考察的问题是，虚拟自我可以替代真实自我吗？为了回答这个问题，让我们再从一个经典的思想实验开始。

这个思想实验被称作"黑白玛丽"。它描述了这样一个情景：一个名叫玛丽的小女孩自出生以来就生活在一间只有黑白两色物体的房间之中。她非常聪慧，学会了关于颜色的一切知识。这一天，玛丽终于走出了这个房间，来到了外面具有丰富色彩的世界中，那么请问，走出房间的玛丽是否学到有关颜色的新的内容？

这一思想实验的提出，原本是为了反驳关于意识的物理主义论证，但现在，让我们把它的条件稍微改变一下，用来回答这里的问题。

考虑我们的主角玛丽，她出生以来就佩戴着虚拟现实头盔，她真正的生活在那个虚拟世界之中，就如前文所论证的那样，她具有的视知觉全部都是计算机模拟的虚拟世界景象的信息，那么当她有一天摘下虚拟现实头盔，她在那个世界所积累的经验能否指导她在真实世界中的行动？

对此，一个可能的回答是，当她第一次摘下虚拟现实头盔，她的耳蜗前庭系统与视知觉有生以来第一次得到匹配，因而尽管虚拟世界中模拟的世界可能与现实世界十分相像，但她仍能感受到虚拟现实与真实环境的空间经验的巨大差异。

据此，我们会说，尽管虚拟世界中并不虚假，但它并不会取代现实世界，成为我们自我经验的唯一来源，即使有更加先进的技术解决上述的匹配问题，其也仍旧会是如此。因为经验内容无法完全被技术或知识所框定（这恰恰是原版黑白玛丽思想实验的结论）。

六、数字孪生

在医疗领域中，数字孪生的概念正在实现我们上述讨论的内容，为元宇宙中人格同一性的概念带来更为丰富的内涵。数字孪生概念最早来源于工业制造，并很快引起了生物、医疗等行业的关注。2016年，时任 GE 数字集团（GE Digital）首席执行官的比尔·鲁赫（Bill Ruh）曾预言到："未来，我们在出生那一刻起就会拥有自己的数字孪生，它将从每个人身上运行的传感器中获取数据，预测我们日后可能患上疾病、癌症等的概率。"

从这一段话中，可以看到的愿景是：在未来，人们通过元宇宙来获取医疗帮助的方式，很可能不是通过自己的肉身，而是通过身体的数字孪生来接受诊断。如果这种愿景要实现，必须被人们所接受的一个观念是，不仅我的身体是我的同一性一部分（因为没有健康的身体就不可能有正常的我），我的数字孪生同样是我的同一性一部分（因为医生可以通过检查数字孪生来确定我的健康问题）。

可以看到，在这样一个可想象的场景中，我们实际上已经偏离洛克最初的论证很远了。此外，接受数字孪生作为我的一部分也势必带来各种各样以隐私问题为代表的伦理问题。甚至，还可能产生一种更加令人细思恐极的怀疑：如果对人体的数字孪生足够精细并且实时更新，那么这个数字孪生本身是否也是一个独立的生命呢？

七、虚拟主播

让我们把目光从未来抽回，来看一看现实中的互联网的虚拟主播绊爱的故事。时下，虚拟主播正在网络上火爆。根据 Bilibili CEO 陈睿在 2021 年透露的数据，在当时仅在 Bilibili，就已经由 3.2 万名虚拟偶像和主播，而这一切的源头都是从 2016 年以来绊爱的爆红开始的。

所谓虚拟主播，就是使用 3D 虚拟形象并且依照这一虚拟形象的相关人物设定来在网站上开展与其他视频主播相类似活动的主播账号。绊爱的形象，是一个可爱的 AI 少女（图 5.2）。2016 年 12 月 1 日，她的账号在 YouTube 上发布了第一个自我介绍的视频，从此绊爱开始了她的虚拟主播活动。她的账号平日里播出的内容包括了关于"自己"的事情、游戏实况、热门活动、闲聊等内容。在 2017 年 3 月 23 日，她的账号突破了 20 万粉丝，更新频率也从每周改为了每天。

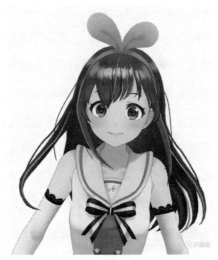

图 5.2　绊爱的虚拟形象

资料来源：Activ8 株式会社制作的虚拟偶像"绊爱"

　　这种火热的势头一直持续到了 2019 年，这时的绊爱账号早已突破了百万粉丝，但在这一年也发生了"中之人事件"。对于像绊爱这样的虚拟主播而言，一个众所周知的事实是他们其实是由真实的人类所"扮演"的。这个人类扮演者被称作虚拟主播的"中之人"。在 2019 年以前，绊爱的中之人只有一位。然而从这一年的 6 月开始绊爱启动了"人格扩展计划"，截至 2020 年 5 月共有 4 位中之人出现。

　　然而，这一"人格扩展计划"在粉丝中形成了很大的争议。粉丝们似乎只愿意接受原本的绊爱中之人所扮演的绊爱，并认为新加入的中之人的许多行为是在"破坏"绊爱的形象。最终，在粉丝的压力之下，在 2020 年 5 月 9 日，新加入的中之人宣布不再使用绊爱的名义，而是改用其他虚拟形象进行直播。

　　从这次"中之人事件"中的粉丝行为里，我们可以看到一种对于虚拟人格同一性的复杂认识：一方面，绊爱作为一个有人格同一性的虚拟主体，似乎是可以独立存在的，她有着自己的兴趣爱好，这可以是背后经纪公司的设计，却也由真正的人类所扮演；另一方面，绊爱又成为原本中之人的一部分，即使了解了关于绊爱的全部，也并不是每个人都能扮演她。

八、还有什么虚拟主体？

从前面玛丽、数字孪生以及绊爱的例子中，我们可以看到一种较为清晰的对元宇宙中的人格同一性的一种新理解，那就是人格同一性并不局限于传统意义下的精神和物质，甚至不局限在虚拟实体与人类的混合之中，它有一种试图独立的新倾向，即在虚拟世界中，有着独立的判断人格同一性的标准。

这种新的可能的人格同一性的标准比起我们认知自我的人格同一性而言，更像是我们认知他人人格同一性的方式。这同样面临着哲学问题。我们对自身的经验与对他人的经验十分不同，因此很难将自我人格同一的相同判断依据应用在他人身上，由此带来的一个直接问题就是，我们怎么知道站在对面的那个家伙是"像我一样"的人。这样的问题在哲学上被称作他心问题。

对于他心问题，许多哲学家做出了自己的回答，甚至有极端的怀疑论者认为根本不存在他人，对此，我们不必感到过分担忧。然而，在元宇宙中，有资格成为主体的东西甚至不一定具有一个传统意义上的"身体"（考虑在虚拟世界中与玛丽交互的那些"人"、与医生交互的数字孪生以及虚拟偶像）。那么，究竟可能什么样的东西可以有资格在这一领域被我们称作一个主体呢？

九、自我主体性的变化

在今天，我们已经能够接受自己的身体装有某种假肢、助听器或者心脏起搏器一类的非人体原生装置来辅助我们的生活。如果能像各种赛博朋克题材的科幻作品中那样任意地使用各种高科技手段改造自己的身体使其变得一体化且更快、更高、更强，这听起来非但没有很可怕反而有些酷炫。然而，如果说把这些改造应用到人的大脑中，听上去似乎就有些可怕了。

归根结底还是因为，人们会怀疑将自己的大脑进行改造，有可能使自己变得并不再是自己，也就是我们前面所说的人格同一性发生了改变。然而，这样的可能性在今天已经不再是那么的科幻了。近年来，随着干细胞技术的发展，人们已经能在体外培养一些干细胞并使它们分化为各种类器官（Organoid），而神经细胞就赫然在列。近期发表在《自然》杂志上的一篇论文更是将这种方式推向了新的高度。

在这篇文章中，研究人员将初步培养的人类神经细胞类器官（如果你愿意的话，这就是一个迷你大脑）移植到了经过特殊基因改造的大鼠体内，经过一段时间的融合培养之后，这团人类神经细胞与大鼠的大脑成功地融合在了一起，实现了体外培养还无法实现的细胞成熟度。并且，进一步的实验还表明，这些移植进入的细胞的确能够对大鼠的行为产生影响。

除了上述这种生物方式，像脑机接口等技术也在觊觎着人类大脑中的信息，希望对其进行读取或改写。如果这些技术进一步发展并成熟，一个经过大脑改造的怪异"人类"站在你的面前，你或许还可以落荒而逃，但如果这一切发生在元宇宙之中呢？你甚至在意识到之前都不会认为自己面对的是这样一个怪人。

十、虚拟主体

如果上述经过大脑改造的怪人还不能引起人们关注的话，那么请思考一下这种可能：那个和你在元宇宙中交谈甚欢的"人"，实际上根本就是 AI。

一般来说，在判定一个系统究竟是人还是人工智能时，我们可以诉诸一种被称作图灵测试的方法，而这种方法的实质就是通过与不确定的对象交谈并依据人类经验来判断对方究竟是不是 AI。而能否通过这种测试也成了一种对人工智能发展水平的判断依据。

然而，今天的具有足够大模型的 AI（如 GPT-3 和 ChatGPT 等）甚至可以做到对这些问题本身的高水平谈论。例如，心灵哲学家丹尼尔·丹尼特（Daniel Dennett）曾经进行过许多有关人工智能的研究，而将 GPT-3 中生成的模仿他的论文片段来给熟悉他的人判断，人们也经常发生错误。研究者将这些模仿丹尼特的文段与他真正的论文片段放在一起，让人们去判断。每道题目包含 4 个版本的 AI 文段和一个真正的丹尼特论文片段。结果表明，即使是专门研究丹尼特的专家，也只能在一半的问题中找到正确答案。

如果这样的甚至更为强大的 AI 出现在了元宇宙中，其中一个虚拟化身成了一个所谓的非玩家角色（Non-Player Character，NPC），你还会觉得它是 NPC 吗？

十一、虚拟主体与真实主体的融合

到这里，本章中讨论了许多与元宇宙相关的哲学话题，从大的范围上来讲，包含了元宇宙的本体论问题、伦理问题，以及人格同一性问题。

可以看出，在医疗领域希望进军元宇宙的过程中有许多是需要直接去面对的，特别是那些可能导致社会问题的伦理困境。

看起来，在对这些问题的讨论中，哲学家们总是提出问题多过解决问题。事实上这些问题并非没有解决方案，在最后一部分中，我们已经将视角转向了人格同一性问题。在元宇宙中，由于虚实边界的模糊，人们的人格同一性也比传统讨论来得更加复杂，人与机器之间的界限似乎也逐渐消失了。而这恰恰可能是回应上述问题的一个好角度。

在接下来的内容中，我们将继续深入讨论人与机器互相转化的可能性，并对人与人之间共创一种元宇宙美好未来的前景做出展望。

第六章

元宇宙终极入口：从人类、赛博格到数字生命

章前引言

未来人类和社会生活将是什么样子？人类的演化将往何处去？机器将如何与人类进行融合？赛博格（Cyborg，半机械人）时代现在已经来临，这对人类和赛博格的伦理价值都有巨大影响。

从控制论的观点来看，人类和机器之间的界限几乎变得无足轻重。人类主体概念，将会被机器的演化与融合所分解。人和机器在未来会成为一个整体系统。在一个赛博格中，一部分是人，一部分是机器。我们将会在类似科幻游戏《赛博朋克2077》的那种技术社会化的未来世界里生存，我们的感觉、知觉将会被计算机模拟、刺激、改写、干预，甚至直接生成。

当我们的感知觉能够被技术完全生成时，我们也就完全沉浸式地进入了类似电影《黑客帝国》那样的世界，你可以用嘴咀嚼鲜美多汁的高端牛排，可以亲身体验自然世界完全一致的虚拟世界。那么，这样的完美虚拟世界会到来吗？元宇宙的终极入口是否可能被找到？这样的技术实现后又会带来哪些技术和伦理问题？我们将会在本章一探究竟。

第一节　生命演化的新分支

一、生命的本质：DNA

生命，是一种极其偶然的现象。40 亿年前，一股热泉自海底涌出，生命就开始了激进的树状演化，植物、动物、真菌、细菌和原生生物等各类生命形式加速了这一偶然现象，直至形成了我们目前的生机勃勃的自然世界。人类，后来也在全世界各地出现，弗朗斯人、丹尼索瓦人、尼安德特人、智人等在世界各地逐渐形成社群。

自从智人走出非洲大陆，其扩张与繁衍逐渐扩展到整个世界。作为一种生命形式，智人是这个世界的生命之树的一支。在世界逐渐由智人统治后，现存的人类都是智人的后代，在经历了茹毛饮血、狩猎采集、刀耕火种、农业劳作、工业革命、信息爆炸，直至人工智能之后，人类迎来了新的技术革命——元宇宙技术集群。在人类扮演造物主的角色之后，人工智能机器人、植入各类义体的半机械人——赛博格逐渐出现在社会之中。这是否意味着，自然的生命之树在演化出智人这一生物分支后，又演化出了一种全新的生命模式？

要回答这个问题，就需要先回答"生命是什么"这一古老的话题。如果生命的本质是通过复制、繁衍等手段最大可能地保存自身的信息，那么机器与生命的差距似乎并没有想象中的那么大。而且，机器复制信息的速度要比生物遗传式的保存更加快捷简便。如果基于生命的本质是信息传递这一观点，那么作为信息的物质载体——DNA（脱氧核糖核酸）就隐藏着生命的终极秘密。

除了一些病毒之外，从阿米巴虫到恐龙、从参天大树到枯木腐草生长的各种菌类，DNA决定了它们生长的形态和习性，为地球上所有生物进行编码。时至今日，沃森（James Watson）和克里克（Francis Crick）发现的经典双螺旋结构和卢瑟福（Ernest Rutherford）的原子结构一样，成为科学的经典标志。构成两条螺旋链的基础"砖块"就是A（腺嘌呤）与T（胸腺嘧啶）和C（胞嘧啶）与G（鸟嘌呤）。它们两两具有固定的配对，A只能和T配对，而C只能和G配对。这些"砖块"堆起来就是一条双螺旋。当生物要传播自身的遗传信息时，双螺旋链就会分解开，其中一条螺旋链就可以作为一个模板，去跟另外一个生物个体的一条螺旋链结合配对，从而，一个全新的生物就诞生于自然界。

二、从生物生命到数字生命

在基因表达中，DNA双螺旋序列首先被复制成RNA（核糖核酸）分子，然后被"解码"成蛋白质。一个DNA分子不仅仅是一长串乏味的核苷酸，它还被划分成了一个个功能单元，称为基因，而基因就是包含特定蛋白质编码的DNA片段。如果我们能够合成蛋白质，那么我们似乎就触摸到了生命的奥秘。目前，在机器学习技术的加持下，科学家们已经创造了一个可以从头开始生成蛋白质的ProGen AI技术智能系统。科学家使用大量数据训练了该系统，并成功地生成了具有一定特殊功能的蛋白质。

基于该系统，人类已经进入了自发设计蛋白质的时代，随之而来的医疗技术、人工生命技术的蓝图也将徐徐展开。然而有趣的是，DNA 可以传递信息，而机器同样也可以传递信息，也可以在数字空间中拟合出类似生命的形式，这在科幻电影、小说、戏剧和游戏中屡见不鲜，《我，机器人》的伊娃、《失控玩家》里的盖伊和《流浪地球2》中的丫丫等便是其中比较突出的例子。

因此，我们对于生命这个概念的认知，或许会在不远的将来产生一些新的看法和改变，或许会认同生命之树上也有可能演化出另一种生命形式：数字生命。这是一个较新的领域，其产品种类主要包括人工智能软件、虚拟现实技术、智能机器人等。这些产品主要是用于人机交互、模拟真实世界的场景、完成复杂的任务等。随着技术的不断发展，数字生命的产品也在不断地演进和提升，它广泛应用于游戏、虚拟现实和人工智能研究。究其实用性而言，它可以帮助人们了解生物的机制，并帮助研究人员研究许多生物学问题，如社会行为和进化。

三、数字生命的伦理隐忧

数字生命是人工构造的、用计算机程序模拟出来的抽象形式，实际上不具有生物学意义上的生命特征。它是通过计算机技术来模拟生命进化的一种方法，本质上不是生命。生命演化是一个复杂的生物学过程，涉及许多生物学原理和机制，如遗传、突变、选择等。数字生命并不具有真正的生物学意义，它不受生物学机制的限制，并且它是人为控制的。因此，不能说数字生命是生命演化的一种新形式，而只能说它是一种技术手段，可以帮助我们更好地理解生命演化。

数字生命的出现对于传统哲学关于生命的定义带来了很大的挑战。在传统哲学中，生命一般是指具有生命特征，如生长、再生、感知、运动、繁殖等的生物，但数字生命则是一种通过数字技术和人工智能模拟的生命形式，如虚拟生物、智能主体等。

因此，数字生命是否应该被视为真正的生命，以及它是否应该享有与真正生命相同的权利和义务，是一个需要继续深入探讨和解决的伦理问题。此外，数字生命对于人类未来的生活、工作、娱乐等方面的影响也需要进一步地探究。在这方面，需要提出一些道德原则和法律规定来保证数字生命的健康发展和对人类社会的和谐贡献。

一方面，数字生命的概念涉及人类对于生命的定义问题，涉及传统哲学对于生命的定义是否适用于数字生命。另一方面，数字生命技术的发展带来了关于生命质量、生命值、生命权利等新的道德问题。

我们如果假设未来人类社会承认数字生命也是一种生命形式，则将会带来许多伦理问题。如果数字生命被认为是生命，那么它们是否也应该享有人类生命的同等权利？如果数字生命受到了伤害，谁应该为此负责？并且，数字生命是否应该具有私有权，它们的创造者是否有权对它们进行控制？如何保护数字生命免受黑客攻击和其他威胁？另外，作为一个行为主体，其还涉及一些权利和义务的问题。数字生命是否应该受到道德限制，如不得制造虐待他人的数字生命？如何制定法律来保护数字生命的合法权益？作为设计制造方与用户而言，如果数字生命是一种生命，那么创造者是否有责任保护它们的健康和安全？如果数字生命是一种生命，那么它们是否有权利决定自己的未来？它们的存在是否有意义？它们与自然生命的关系是什么？等等。

因此，可以说数字生命是生命演化的一种新的技术表现形式，具体来说是一种人工构造的、用计算机程序模拟出来的抽象形式，在类比的意义上具有一些生物学定义的生命特征。生命演化是一个复杂的生物学过程，涉及许多生物学原理和机制，如遗传、突变、选择等。因此，数字生命并不具有真正的生物学意义，它不受生物学机制的限制，但它的存在可以帮助我们更好地理解生命演化。而且，关于数字生命的道德和伦理问题仍然存在诸多未解之处，需要社会和学术界进一步的关注和探讨。

四、从生物身体到赛博仿生

除了上述数字生命之外，另外一种全新的生命形式——半机械人赛博格已经广泛存在于人类世界。

赛博格技术是指将科技与生物学相结合，以增强人类的能力的技术。这项技术涉及工程学、计算机科学、材料科学和生物学的结合，以创造出可以与人体相互作用并协调工作的人造系统。而 cyborg 一词，则是 cybernetic（控制论）和 organism（有机体）两个词的结合体，指的是一种既是机器又是生物的存在。该技术的发展始于 20 世纪中期，早期的实验专注于创造义肢等设备，以增强人类的身体能力。然而，随着技术的进步，电子人技术的范围已经扩大到包括感官增强和认知增强的其他方面。

仿生义体（如人工心肺、义眼和义肢等）是赛博格技术的关键领域之一，它们通过外科手术被植入人体，是一种与现有生物系统协同工作的设备。例如，仿生肢体可以用来替代失去的肢体，而人工耳蜗可以用来恢复听力损失的人的听力。仿生植入物还可以用来增强人类的身体能力，超出了正常生物学所能做到的。例如，仿生四肢可以设计得比人类四肢更强壮、更快，仿生眼睛可以提供增强的视觉。近年来，这一领域取得了一些突破性的进展。例如，研究人员已经开发出仿生手臂，使患者可以通过思想来控制假肢的运动。这是通过在大脑中植入电极来实现的，电极从患者剩余的肢体肌肉中获取信号，然后由计算机处理这些信号来控制假肢的运动，这就是所谓的脑机接口技术（图 6.1）。

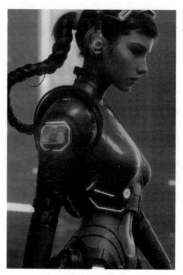

图 6.1　赛博格

注：原图由 Stable Diffusion 生成。

赛博格技术的另一个重要领域是可穿戴技术。可穿戴技术是指可以穿戴在身上并用于增强人类能力的设备。例如，智能手表和健身追踪器等可穿戴设备可用于跟踪身体活动和监测健康状况。增强现实设备可以用来增强视觉体验，而虚拟现实设备可以用来使用户沉浸在一个完全人工的环境中。可穿戴设备还可以用于增强认知能力，如增强记忆力和提高注意力。

并且，赛博格技术在军事上也有应用，能用于增强士兵的身体和认知能力。例如，士兵们可以穿上外衣，增强他们的力量和耐力，同时还可以保护他们免受环境危害。认知增强（如药物和脑机接口）也可以用于增强士兵的认知能力，并提高他们在高压情况下的决策能力。然而，该技术面临的最大挑战之一是人工系统与人体之间的兼容性问题。为了使赛博格技术取得成功，人工系统必须能够与人体无缝结合，并与现有系统兼容共处。这需要对人体生物学有着深刻的理解，并开发与之相符的材料和技术。此外，还需要更好的手术技术来安全地将这些设备植入人体。在下一部分中，我们将会对脑机接口技术来进行详细讨论。

赛博格技术面临的终极挑战就是用技术增强人体的伦理和道德影响。虽然赛博格技术有潜力增强人类的能力和改善生活质量，但它也提出了关于人性的定义以及在人类增强方面可接受的限制的问题。更深究的话，还有一种担忧则是潜在的社会不平等，因为这些技术可能仅限于那些能够负担得起的人。另外，随着越来越多的人使用科技，他们的个人信息和数据可能会被恶意利用，隐私和安全问题是目前最需要解决的问题与麻烦。例如，黑客可以获得可穿戴设备或仿生植入物收集的数据，并将其用于身份盗窃或其他恶意活动，而且这些设备也可能被政府或其他组织用于大规模监控。

为了解决这些问题，研究人员和开发人员必须采取负责任和道德的方法来开发赛博格技术。这意味着要开发尊重用户隐私和安全的技术，同时确保这些技术安全有效。此外，为了确保赛博格技术的发展，参与有关赛博格技术的伦理和道德影响的持续公开讨论，这一点十分重要。

第二节　能否完美进入虚拟世界？

在系列电影《黑客帝国》中，男主角尼奥通过脑机接口技术进入到矩阵系统之中，进行各种行动，并以此来拯救整个人类社会。那么，通过脑机接口完美沉浸式进入虚拟世界，这样的技术最终是否会实现？当前的技术又进展到了哪一步？接下来，我们将分别展示人类的各种感知能力的计算机模拟与干预情况。

脑机接口（Brain Computer Interface，BCI），指在人或动物大脑与外部设备之间创建的直接连接，实现脑与设备的信息交换。从 1924 年汉斯·伯格（Hans Berger）第一次采集到脑电信号到现在，脑机接口已经有了近百年的历史，而脑机接口产业的爆发却是在近几年。而元宇宙，是人类运用数字技术构建的，由现实世界映射或超越现实世界，可与现实世界交互的虚拟世界，具备新型社会体系的数字生活空间。

脑机接口技术是一种允许人们利用脑电波与计算机或数字设备进行交互的技术。脑机技术有许多潜在的方式可以用来帮助人们进入元宇宙并与之交互。一种可能性是使用脑机接口技术来控制元宇宙中的虚拟化身或对象。例如，用户可以戴上脑机接口设备，检测他们的脑电波，并将其转化为虚拟角色的运动命令。这将允许用户以更自然和直观的方式与元宇宙交互，而不需要传统的输入设备，如鼠标或键盘。另一种可能性是使用脑机接口技术来增强元宇宙的沉浸式体验。例如，用户可以戴上脑机接口设备，检测他们的情绪状态，并将其转化为虚拟世界中的反馈。这可能包括改变灯光、音效或其他感官输入，为用户创造更吸引人的沉浸式体验。另外，脑机接口技术也可以用来帮助用户更容易地导航和探索元宇宙。例如，用户可以佩戴一个脑机接口设备来检测他们的注意力，并使用该信息来指导他们通过虚拟环境。这可能包括根据用户当前的目标和兴趣突出兴趣点或建议遵循的路径。

　　总的来说，脑机接口技术在元宇宙中的应用仍然是一个积极研究和开发的领域。随着技术的不断发展，我们可能会看到新的和创新的方式来使用脑机接口技术，帮助人们以更自然和直观的方式进入元宇宙并与之互动。接下来，我们将走进当下的脑机接口技术成果，来展望一下未来人类完美接入元宇宙的可能性（图 6.2）。

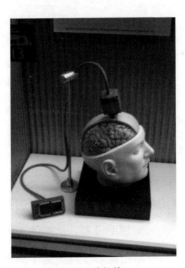

图 6.2　脑机接口

注：原图由 PaulWicks 拍摄。

一、重构听力

我国是世界上听力残疾人数较多的国家。根据第二次全国残疾人抽样调查结果显示，我国有听力残疾患者有 2780 万人。其中单纯听力残疾的就有 2004 万，占残疾人总数（8296 万）的 24.2%；多重残疾中有听力残疾的人数为 776 万人，即 57.4% 的多重残疾人有听力残疾（多重残疾人总数为 1352 万人）。在 2780 万听力残疾人中一级和二级听力残疾分别占 15.57% 和 11.01%，两者合计为 26.58%。据此推算，约有 739 万人听力完全丧失（表 6.1）。

表 6.1　听力障碍定级标准

听力等级	国家听力定级标准	平均听力损失 /dBspL	言语识别率 /%	听力情况描述
极重度	一级	> 90（好耳）	< 15	不能依靠听觉进行言语交流，在理解和交流等活动上极度受限
	二级	71~90（好耳）	15~30	不能依靠听觉进行言语交流，在理解和交流等活动上重度受限
重度	三级	61~70（好耳）	31~60	日常对话声音模糊，交流困难噪音环境下基本无法沟通
中度	四级	51~60（好耳）	61~70	日常对话时能听到但辨识不清，噪音环境下沟通有障碍

注：本标准适用于 3 岁以上儿童或成人听力丧失，治疗一年以上不愈者。

资料来源：《中国残疾人实用评定标准》

总体来说，听障用户的核心痛点在于声音的获取和理解。人工耳蜗是一种被植入体内的听觉辅助设备，也被称为人工电子耳。它被设计用于帮助那些患有重度听力障碍（即失聪）的患者，以产生一定的声音知觉。与其他类型的助听器不同的是，人工耳蜗的工作原理不是通过放大声音来增强听力，而是通过向耳蜗内的听神经施加脉冲电刺激来恢复听力。

大多数人工耳蜗设备由植入部分和体外部分组成。植入部分由信号接收及解码模块和刺激电极阵列组成。这些电极被植入耳蜗内后，它们会将接收到的信号解码为电脉冲，并将这些电脉冲发送给听神经。这些电脉冲模拟了正常听力过程中听神经所接收到的声音信号。体外部分由麦克风、语音处理器以及用于向植入部分发送指令的信号发射器组成。麦克风用于收集周围的声音，并将它们转换成电信号。这些电信号被发送到语音处理器中，它们会对这些信号进行处理，以使其适合被植入部分所使用。处理后的信号被发送到信号发射器中，它们将这些信号发送到植入部分，并将它们解码为电脉冲。这些电脉冲随后通过刺激电极阵列被发送到听神经，从而产生声音知觉。

科学家使用脑机接口技术来模拟语音，即将大脑信号转换为合成语音。它分为以下三个步骤。

第一步，使用脑电图（EEG）、功能磁共振成像或其他方法记录大脑信号，然后对信号进行处理和分析。脑电图是脑机接口应用中最常用的获取大脑信号的方法。脑电图通过放置在头部的电极来测量头皮的电活动。电极检测大脑神经元产生的电信号，然后对其进行处理和分析，提取相关信息进行语音解码。

第二步，使用先进的信号处理技术和机器学习算法解码大脑信号。这个过程包括从大脑信号中提取相关信息，以识别预期的语音。信号处理技术（如滤波、伪影去除和特征提取）用于提高信号质量和从信号中提取相关特征。一旦特征被提取出来，机器学习算法就被用来解码预期的语音。有几种机器学习技术可以用于语音解码,包括线性判别分析(LDA)、支持向量机(SVM)和深度学习模型。一旦大脑信号被解码,就可以用来合成语音。这涉及使用语音合成引擎将解码信息转换为可听语音。将预期语音解码后,需要将其转换为可听语音。语音合成技术如串联合成、共振峰合成和单位选择合成可以用于从解码语音生成合成语音。

第三步,合成语音通过扬声器或其他音频设备输出。基于脑机接口的语音合成需要实时执行,以便在实际应用中有用。该系统需要能够处理大脑信号,如想象说出某些单词或句子,以便为语音合成系统提供输入,解码预期的语音,并在几秒内生成合成语音,以确保用户可以实时交流。根据使用的脑机接口系统,用户可能需要执行特定的任务,用户界面需要向用户提供反馈,以确保他们正确地执行任务。随着这项技术的发展,研究人员和工程师将继续开发新的和改进的技术,以提高基于脑机接口的语音合成的准确性、自然性和可访问性。

人工耳蜗的发展已经有数十年的历史,目前市面上有多种人工耳蜗产品,每种产品都有其独特的特点和应用范围。以下是一些常见的人工耳蜗产品及其实现原理和特点。

Nucleus® 7,是由澳大利亚科利耳(Cochlear)公司推出的一种人工耳蜗产品。它采用了最先进的无线技术,支持与苹果(Apple)设备的直接连接,能够实现手机、电视等设备的音频直接传输。Nucleus® 7的内部处理器使用了先进的数字信号处理算法,使得患者能够更清晰地听到声音,同时提供更多的音高调节选项,以满足不同患者的需求。

SYNCHRONY 2,是由奥地利 MED-EL 公司推出的一种人工耳蜗产品。它采用了最新的多频率刺激电极技术，使得患者能够更好地感受不同频率的声音。此外，SYNCHRONY 2还提供了多种选项，如电极长度和形状等，以满足不同患者的需求。

Naida CI Q90，是由美国领先仿生有限公司（Advanced Bionics）推出的一种人工耳蜗产品。它采用了先进的T-Mic麦克风技术，使得患者能够更好地感受周围环境的声音。此外，Naida CI Q90还提供了多种选项，如耳塞长度和形状等，以满足不同患者的需求。

总体而言，不同品牌和型号的人工耳蜗产品在实现原理上有类似之处，都是通过在听神经上施加电刺激来模拟声音信号的效果，它们之间的差异主要在于电极阵列的设计、信号处理算法、外部控制器的功能和其他附加功能等方面。在选择适合自己的人工耳蜗产品时，应根据自己的听力损失程度、个人需求和医生建议等因素综合考虑。

这些只是在使用脑机接口技术模拟语音领域开发的先进产品的几个例子。随着这项技术的不断发展，我们可以期待看到，更复杂和用户友好型的产品去改善有语言障碍的人的生活。

然而，很难确定地预测未来10年人工耳蜗植入领域会取得哪些进展，但这里有一些潜在的发展领域，可能会促成更先进的人工耳蜗植入。

人工耳蜗目前使用复杂的算法来处理声音信号，但总会有改进的空间。信号处理的未来发展可能会为人工耳蜗植入用户带来更好的音质和语音识别。近年来，虽然人工耳蜗已经变得越来越小、越来越紧凑，但在尺寸和重量方面仍有改进的空间。微型化可以带来更舒适、更谨慎、更容易使用的人工耳蜗植入。另外，目前的人工耳蜗使用外部和内部组件的组合方式，包括一个语音处理器、一个发射机和一个接收器。未来的人工耳蜗植入物可能是完全无线的，所有组件都集成在一个植入物中。需要关注的是，目前的人工耳蜗使用电刺激来激活听觉神经，但其他形式的刺激，如光遗传学或磁刺激，可能会提供更好的结果。人工耳蜗的人机交互设计也可以再进行提升，人工耳蜗植入物目前能提供一般水平的声音放大和处理，但在未来，人工耳蜗植入物可以个性化地满足每个用户的特定听力需求和偏好。

总的来说，人工耳蜗的未来很可能涉及这些技术进步和其他技术进步的结合，从而产生更先进、更有效的植入物，为用户提供更好的音质和语音识别。

二、视觉生成

视觉如何形成？动物为什么能看到世界？人类的视觉机制是一个复杂的生物过程，涉及许多不同的器官和神经元。视觉的过程始于眼睛，其包括角膜、晶状体、虹膜和视网膜等结构。当光线穿过角膜和晶状体时，它们聚焦在视网膜上。视网膜是位于眼球后部的一层神经组织。当光线穿过视网膜时，视网膜上的感光细胞，包括棒状细胞和锥状细胞，会被激活并向大脑传递信息。视神经是连接眼睛和大脑的神经，能将视网膜上的信息传递到大脑的视觉皮层。大脑中的视觉皮层是视觉信息的最终处理和解释中心，它包括多个区域，每个区域各处理不同类型的视觉信息，如颜色、形状和运动等。除此之外，人类的注意力是视觉过程中的关键组成部分，指定我们关注什么，并在海量的视觉信息中筛选出我们关心的内容。这涉及多个神经系统，包括前额皮质和下丘脑。视觉认知是我们对视觉信息的处理和理解，包括对物体、场景、人脸和语言等的识别和理解。这些组成部分共同构成了人类的视觉机制，它们协同工作，使我们能够感知和理解我们周围的世界。

由于人类视觉系统的复杂性和多样性，目前的脑机接口技术可以进行某些形式的视觉模拟，但要完全模拟人类的正常视觉系统是非常困难的。然而，当前的一些产品和前沿研究正在向这个目标进发。

针对重建视觉，脑机接口技术通常会放置电极在视觉皮层表面或者在视神经上，并记录到大脑中神经元的活动，然后通过分析这些信号，可以了解大脑处理视觉信息的方式，从而还原视觉。另外，利用对视网膜的刺激，如通过光脉冲或其他形式的电刺激，来激活大脑中的视觉皮层神经元，从而还原视觉。另外，我们还可以利用一种叫作视网膜电子芯片的设备，它可以代替患者的受损视网膜，并将光信号转换成电信号，然后通过脑机接口技术将这些信号传送到大脑中，从而重建视觉。

当前，市面上有一些较为优秀的辅助盲人视觉的模拟产品，主要有如下几款。

美国第二视觉医疗器材公司（Second Sight Medical Products）研发的 Argus II，是一款基于视网膜植入的可穿戴式系统，可以帮助失明患者恢复感知光线的能力。该系统包括一个外部摄像头、一个电子芯片和一个植入在眼内的电极阵列。摄像头捕捉环境图像，并将其转换为电信号，然后通过电子芯片和电极阵列传递到视网膜上，激活视网膜神经元。该产品的优点是可以恢复部分视觉，但仍有一些限制，比如只能提供低分辨率的图像。

Pixium Vision 公司开发的 Prima，是一款基于视网膜植入的可穿戴式系统，可以帮助失明患者重构视网膜功能。该系统包括一个外部摄像头、一个电子芯片和一个植入在眼内的电极阵列。摄像头捕捉环境图像，并将其转换为电信号，然后通过电子芯片和电极阵列传递到视网膜上，激活视网膜神经元。该产品的优点是可以提供更高分辨率的图像，但仍需要进一步的研究和开发。

SightPlus，是一款基于虚拟现实技术的可穿戴式设备，可以帮助失明患者重构视觉。该设备包括一个头戴式显示器、一个无线控制器和一个传感器。用户可以通过头戴式显示器感知环境，并通过无线控制器进行控制。该产品的优点是可以提供更高分辨率的图像，同时也具有良好的使用体验。

BrainPort V100，是一款基于舌头触觉的设备，可以帮助盲人感知环境。该设备包括一个摄像头和一个口腔内的电极阵列，摄像头捕捉环境图像，并将其转换为电信号，然后通过电极阵列传递到舌头上。用户可以通过舌头感知到环境图像的模式和方向。该产品的优点是非侵入性，但也存在一些限制，比如需要用户进行较长时间的训练，才能有效使用。

这些产品都有其独特的特点和优劣性。Argus II 和 Prima 是基于视网膜植入的可穿戴式系统，可以提供部分视觉重构，但需要进行手术，且提供的图像分辨率较低。BrainPort V100 和 SightPlus 则是基于触觉和虚拟现实技术的可穿戴式设备，非侵入性好，能够提供更高分辨率的图像，但也存在使用体验的限制。总之，这些产品都是在不同的技术路线上进行的研发，具有各自独特的优点和限制。

需要指出的是，目前脑机接口技术在重建视觉方面的应用还处于早期阶段，并且存在很多技术挑战，比如如何在大脑中还原复杂的视觉信息，以及如何避免对大脑的刺激等问题，因此未来的脑机接口技术还需要不断地发展和创新，以便更好地帮助盲人恢复或重构视觉能力。

三、模拟说话

张复伦（Edward Chang）是加州大学旧金山分校的神经外科医生和科学家，他的研究涉及神经科学、脑机接口和神经工程学。其中一项重要的研究成果是使用脑机接口模拟说话。这项研究的目的是为那些由于神经肌肉疾病或创伤而无法说话的人提供一种通信方法。在这项研究中，张复伦和他的团队将电极植入了患者的大脑皮层，这些电极可以读取患者大脑区域的活动信号。这些信号被转化为计算机能够理解的语音信号，并使用语音合成器转换成人类可以听懂的声音。

通过这种方法，患者可以通过想象说话的方式与外界进行交流。在试验中，患者被要求想象说话，如说出他们最喜欢的歌曲的歌词，这些大脑信号被转换成了合成语音，其他人可以听到这个声音。这项研究是一项非常有前途的研究，因为它提供了一种改善与无法说话的人交流的方法，它使用了一种叫作"直接从脑电图中恢复声音"的方法，旨在通过监测大脑活动来模拟说话声音。

在这项研究中，研究人员首先收集了一些患有癫痫病的患者的脑电图数据。这些数据被用来训练一个神经网络模型，以学习如何将脑电图信号转换为声音信号。随后，研究人员对患者进行了一项实验，在实验中，他们让患者朗读一些词汇，同时记录了他们的脑电图信号；然后，使用神经网络模型，研究人员将脑电图信号转换为声音信号，并播放了这些信号。实验结果表明，听众可以准确地识别出播放的声音是哪些词语。

这项研究的意义在于，它展示了使用脑机接口技术来模拟说话的潜力。虽然这项技术目前仍处于实验室阶段，但它可能会在未来成为一种非常有用的通信手段，尤其是对于那些由于某种原因无法使用口语或书写来进行交流的人群，如患有失语症或其他语言障碍的人群。同时，这项研究也启示我们，脑机接口技术在未来还可以被应用于其他领域，如神经康复、心理治疗等。

张复伦等人使用脑机接口技术来模拟说话的研究是一项具有里程碑意义的工作，这为脑机接口技术在语音合成和语音识别等领域的应用打开了一扇新的大门。虽然这项技术仍然处于实验室阶段，但是它具有非常广阔的应用前景。脑机接口技术可以帮助失语症患者和其他语言障碍者通过脑电图信号控制计算机生成声音，以便与其他人进行交流；脑机接口技术可以使计算机更加准确地模拟人类声音的语调、节奏和重音，从而提高语音合成的质量；而且，脑机接口技术可以帮助音乐家创作音乐，使他们通过脑电图信号控制计算机生成音乐，从而更好地表达自己的创意。目前的研究还存在许多挑战和限制，如信号处理的复杂性、个体差异的影响、需要大量训练的神经网络模型等。未来，脑机接口技术还需要解决这些问题，以便更好地满足实际应用的需求，同时也需要加强相关法规和伦理标准的制定和落实，以保护用户的权益和隐私。

总的来说，脑机接口技术在语音合成和语音识别等领域的应用前景非常广阔，未来可以为许多人带来更加便捷和高效的交流方式。

四、意识干预

抑郁、焦虑和创伤后应激障碍等心理健康障碍很常见，会严重影响个人的生活质量。这些情况的治疗方案通常包括药物治疗、谈话治疗，或两者结合。然而，脑机接口技术的进步为心理健康障碍的治疗和管理提供了新的机会，研究者或医生会通过使用脑电图设备检测和分析患者大脑中的电信号来工作。对于精神健康障碍，脑机接口技术被用于监测和调节大脑活动，这可以帮助个人更好地控制他们的精神状态。例如，通过监测压力期间的大脑活动，脑机接口设备可以提供如何降低压力水平的反馈和指导。通过训练个体识别和调节自己的大脑信号，脑机接口技术为心理健康治疗提供了一些新的方法。

我们可以看到，这是一个快速发展的领域，有可能彻底改变医疗应用。脑机接口技术使用大脑信号来控制外部设备，如假肢、通信设备及其他辅助技术。在医学上，脑机接口技术有很多应用，如康复，脑机接口技术可以帮助患有中风或其他神经疾病的人通过使用他们的大脑信号的力量来控制假肢设备来恢复失去的运动功能；在沟通方面，脑机接口技术可以帮助那些因肌萎缩性侧索硬化症（ALS）或严重瘫痪而失去说话能力或沟通困难的人；在辅助医疗诊断方面，脑机接口技术可以通过分析大脑活动来帮助诊断各种神经系统疾病，如帕金森病或癫痫；在消除或减缓患者痛苦方面，脑机接口技术可以通过使用生物反馈技术来训练个体控制自己的大脑信号，从而帮助管理慢性疼痛。

除了上述提到的应用，脑机接口技术还可以与其他治疗方法相结合，为抑郁症患者提供更全面的治疗方案。例如，一些研究已经开始探索脑机接口技术与心理疗法、药物治疗以及生物反馈技术的结合应用。通过结合不同的治疗方法，通过分析大脑活动并向患者提供反馈，脑机接口技术可用于监测和治疗各种心理健康状况（如抑郁或焦虑等），这可以增加治疗的有效性和长期持续性，从而提高患者的生活质量。

我们可以使用脑机接口技术来改善患者的情绪调节能力。研究人员可以通过监测患者的脑电波和其他生理指标来识别他们的情绪状态，并使用这些信息为患者提供反馈。例如，研究人员可以设计一款脑机接口设备，让患者通过思考某些画面或音乐，来触发特定的反馈（如放松音乐或温和的图像）。这种反馈可以帮助患者放松情绪，减轻焦虑与抑郁。

另外，我们可以使用脑机接口技术来帮助患者更好地理解和管理自己的情绪。例如，研究人员可以开发一种脑机接口设备，让患者通过意念控制计算机生成的可视化图像来表达他们的情绪状态。这可以帮助患者更好地认识自己的情绪，并学会使用自我调节技巧来缓解焦虑和抑郁。

更重要的是，脑机接口还具有侵入植入的形式深度影响患者的意识。例如，深部脑刺激术（Deep Brain Stimulation，DBS）是一种通过植入电极来调节大脑神经元活动的技术。对于抑郁症患者，DBS通常会植入在侧脑室旁核（Nucleus Accumbens，NAc）或前额叶区。这些区域与情绪调节和奖赏感受有关，通过DBS可以对这些区域进行刺激，从而达到缓解抑郁症状的目的（图6.3）。

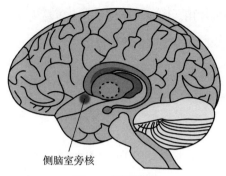

侧脑室旁核

图 6.3　侧脑室旁核

注：原图由 Leevan Jackson 提供。

　　在进行 DBS 治疗之前，需要对患者进行全面的评估，以确定其是否适合 DBS 治疗。评估可能包括身体检查、精神状态评估、脑成像和神经心理学测试等。如果患者适合 DBS 治疗，医生将进行手术，即把电极植入患者的大脑。在手术过程中，医生会使用脑成像技术来确定电极的位置，并将电极与刺激装置连接。在手术后，医生需要对刺激装置进行调试。医生会逐渐增加刺激电流的强度，以达到最佳的治疗效果。调试过程可能需要几个月的时间，并且需要患者与医生保持沟通，以确定最佳的治疗效果。DBS 治疗通常需要长期随访，以确保治疗效果和控制副作用。在随访期间，医生会定期检查患者的症状，调整刺激电流的强度和频率，以及检查是否有并发症的发生。

　　需要注意的是，脑机接口技术目前尚未被广泛应用于抑郁症治疗。目前，虽然有一些初步的研究表明 DBS 可能对某些抑郁症患者有效，但这些研究还不足以证明其安全性和疗效。因此，目前没有全世界范围内已经得到确认和推广的 DBS 治疗抑郁症的标准方法。对于 DBS 治疗抑郁症的应用，还需要进行更多的临床研究和验证。在未来的研究中，需要更多的临床试验来证明其疗效，并进一步探索其在抑郁症治疗中的作用。同时，也需要开发更易用、成本更低、更安全的脑机接口技术，以使更多的患者受益。

五、脑脑互联

脑对脑接口技术，也被称为 BBI（Brain to Brain Interface），是一个相对较新的研究领域，它有可能彻底改变我们彼此交流和互动的方式。从本质上来讲，BBI 涉及实时连接两个或多个个体的大脑，允许他们分享思想、感受，甚至运动动作，而不需要语言或身体交流。脑对脑接口的想法听起来像是科幻小说里的东西，但研究人员已经在这一领域取得了重大进展。该领域最早的成功实验之一是在 2013 年进行的，当时华盛顿大学的科学家们使用 BBI 使一个人能够仅通过他们的思想来控制另一个人的手部运动。

从那以后，研究人员继续探索这项技术的潜在应用。最有前途的研究领域之一是医学。例如，BBI 可能被用于帮助脊髓损伤的人，通过允许他们的大脑直接与电子义肢通信来恢复肢体运动。BBI 的另一个潜在应用是在教育领域。通过允许学生们彼此直接分享他们的想法和想法，BBI 可以彻底改变我们学习和合作的方式。例如，学生可以使用 BBI 来完成小组项目，而不需要物理会议，甚至书面交流。

米格尔·尼可莱利斯（Miguel Nicolelis），一位巴西神经科学家，是脑对脑接口领域的先驱。他的研究表明，一个人的大脑有可能通过两个人的大脑之间的直接接口来控制另一个人的运动。这项开创性的工作对医学、通信和机器人领域具有重大意义。尼可莱利斯在 21 世纪初开始了他在这一领域的研究。他和他的团队开发了一种系统，使猴子的大脑通过大脑植入物控制机械臂。这标志着灵长类动物首次成功地使用脑机接口来控制一个不属于它身体的设备。

2013 年，尼可莱利斯将他的研究向前推进了一步，他证明了两只老鼠可以通过脑对脑接口相互交流。这些老鼠被安置在不同的房间里，其中一只老鼠可以通过将信息直接传输到另一只老鼠的大脑来引导另一只老鼠穿过迷宫。这是脑对脑接口领域的重大突破，因为它证明了这项技术可以在两个独立的大脑之间工作。

2015 年，尼可莱利斯和他的团队成功地通过脑对脑接口连接了两个人的大脑。这两名参与者位于不同的国家，他们通过一个计算机接口相互交流，该接口将他们的大脑信号转换成二进制代码。参与者可以一起玩游戏，一个人控制电脑角色的动作，另一个人控制大炮的发射。这个实验表明，人类可以通过直接的脑对脑接口相互交流，为新的交流形式开辟了一系列可能性。尼可莱利斯的研究对医学领域也有重要影响。他的研究表明，瘫痪的人可以用意念控制机器人外骨骼。

除了在脑对脑接口方面的研究，尼可莱利斯还是脑机接口领域的先驱。他开发了一种技术，可以让人们用意念控制机器人和其他设备。2014 年，在巴西世界杯开幕式上，一名瘫痪的男子通过大脑控制的机器人外骨骼能够站起来并走几步。这是神经义肢领域的一个重要时刻，它展示了脑机接口改善残疾人生活的潜力。尼可莱利斯的工作有可能彻底改变机器人领域，使人类能够更直观、更有效地控制机器。总之，尼可莱利斯的研究为脑对脑和脑机接口开辟了新的可能性。他的工作对医学、通信和机器人等领域都有着重大影响。随着技术的不断进步，我们很可能在未来几年看到这一领域更令人兴奋的发展。

综上，BBI 很有可能改变我们彼此沟通的方式。BBI 允许我们直接与他人分享我们的思想和情感，可以帮助弥合文化和语言的鸿沟，还可以用来帮助残疾人更容易、更有效地与他人沟通。然而，与任何新技术一样，BBI 也引发了一些伦理和实际问题。该领域研究人员面临的最大挑战之一是如何确保个人之间共享信息的隐私和安全。BBI 也存在被用于邪恶目的的风险，如精神控制或侵犯隐私。

尽管存在这些挑战，但脑对脑接口技术的潜在好处是巨大的，研究人员正在继续探索这一令人兴奋的研究领域的新应用。随着我们对大脑及其功能的理解不断加深，BBI 很可能在未来我们彼此交流和互动的方式中发挥越来越重要的作用。

第七章

数字主体的人类化

章前引言：数字主体的人类化三步走

在第六章中，我们讨论了如何使人类数字化，并真正成为一个元宇宙中的主体。在这一章中，我们将聚焦相反的问题：如何使一个数字主体人类化？或者换句话说，如何使数字主体成为一个真正的人类？对此，有人可能会说："这不就是制造人工智能吗？"的确，如果一个数字主体不是一个智能体，很难想象我们能够接纳它成为一个真正的与我们类似的主体。

然而，对于一个真正的主体而言，仅仅有所谓智能是远远不够的，况且智能这一词汇在如今已经变得十分广泛，我们现有的人工智能技术也只能一窥其冰山一角。当然，与此同时，我们也不希望对这种可能的介绍成为一种空谈。因此，在本章中，笔者将采用基于认知科学与哲学的更为宽广的视野来介绍一个数字主体想要成为一个真正的人类主体所必须经历的三个步骤。

第一步，数字主体必须与人类一样，具有在复杂环境之中协调知觉与行动的能力（无论这种环境是在现实世界还是在元宇宙之中）。

第二步，数字主体必须具有与人类一样成为道德责任主体的能力。

第三步，也是最困难的一步，数字主体需要与人类一样具有意识。

第一节　协调知觉与行动

一、缸中之脑

在第五章，我们就已经介绍过笛卡尔的邪恶天才的思想实验，并用它来讨论虚拟世界的真实性的问题。事实上，这一思想实验还有一个更为现代的版本——普特南的缸中之脑思想实验。与原版和《黑客帝国》版本的区别在于，这时被邪恶科学家控制的那个人，不再是一个完整的人而仅仅一个飘在缸里的大脑。

如果这个思想实验真有可能实现，那就意味着我们的思考、行动，及任何其他使我们成为一个主体的能力都蕴涵在我们自身的大脑中。如果的确是这样的话，那么只要知道大脑是如何工作的，然后再模仿它建造一个类似的东西，那它就是另一个主体了。

那么，大脑是如何工作的呢？看上去，它接受了一些来自知觉感官的电信号的输入，经过了一番复杂的处理，再输出一些类似的电信号来驱动身体的各部分运动（在缸中之脑的例子中，身体是虚拟的，感官也是虚拟的）。

听起来是不是非常熟悉？没错，这样的输入—处理—输出的工作模式，与一台计算机非常类似，那么大脑或者使我们成为主体的整个心灵有没有可能就是一台计算机？

如果你赞同这个说法，那么恭喜你已经和最初的人工智能专家站在了同样的高度。如果这个假说正确，那我们的思维能力就可以被理解为计算机中符号的计算处理，而知觉是这个"物理——符号系统"的输入，行动则是输出。

遵循着这一方式的人工智能路径被称作"符号主义"人工智能，然而事实是，这条道路没有完全走通，那么问题出在哪里呢？

二、框架问题

符号主义的第一大问题就在于它将处理的内容全部理解成了离散的、符号化的、符合逻辑规则的表征。

这对于一个已经被符号化完成的系统（如20世纪70年代的SHRDLU系统），没有什么特别之处。举个例子来说，考虑你希望为一个可以端茶倒水的机器人进行编程。为了完成它的工作，这个机器人的数据库中存储着许多当前状况的数据如周围环境的温度、机械臂的状态、茶杯的颜色、茶杯的位置、茶匙的位置……现在，如果要它把茶杯从机械臂中放到桌子上，这些数据有哪些需要更新呢？

显然，茶杯位置的数据必须被更新，周围环境的温度应该是不用更新的，茶杯的颜色也不用更新。但是如果这个机器人在接下来还需要用茶匙搅匀杯子里的茶水，而茶匙此时在杯子中，那茶匙的位置也就必须要更新。

现在，通过这个例子，问题已经相当明显，作为程序员，人们大可以将关于茶匙的这样的规则一条一条加入机器人的程序规则中，但是这仅仅是端茶倒水这样的一个小小场景，在更广阔的场景中，需要的规则是无穷无尽的，人类不可能为它一一加入。一个合格的主体自身必须能够做出这些关于如何行动的判断，但问题在于这个机器人在这种无限制的场景中又该如何做到这一点呢？

三、莫拉维克悖论

沿着框架问题的道路，可以发现一件颇为吊诡的事实。基于符号主义理论所建构的人工智能系统可以使用相对较少的计算资源来完成复杂的形式逻辑推理和数学计算，但在面对人们每天日常中的知觉和行动问题之时，却要么需要消耗大量的计算资源，要么磕磕绊绊根本无法完成。

这样一种与日常人类经验相悖的情况，一方面阻碍了符号主义人工智能的进一步发展，另一方面，也使人们认识到，以这种方式制造出的 AI 没有办法成为一个与人类类似的主体。这种情况也被以最初提出它的学者的名字命名为莫拉维克悖论（Moravec's Paradox）。

于是，在留下了如专家系统、自动定理证明系统等遗产之后，纯粹符号主义的人工智能进路逐渐衰落了。但是，其背后的源头思想并没有被抛弃，那就是，大脑是一台计算机，得知这台计算机的原理，我们就能创造出与我们类似的主体。

四、联结主义

另一种以计算为基础来尝试建立人工智能系统的方式被称作联结主义，或者基于人工神经网络的人工智能系统。今天人工智能技术所取得的成就很大程度上都归功于联结主义的思想。

联结主义者们吸取了符号主义失败的教训，他们认为，虽然大脑是计算机，但显然与我们日常使用的计算机大不相同。人脑的计算能力是由一个个神经元而非电子电路构成的，并且除了物质基础不同，计算机的计算架构也完全不同：人脑没有中心处理器。

人的神经元就其本身而言工作模式也相当简单：接受其他神经元突触或感受器的输入，再将信号通过突触输出给其他神经元或者肌肉等处的效应器。以此为基础，联结主义者设计出了大量相互连接分出多层的人工神经网络。

随着反向传播、卷积神经网络等新算法的发明以及不断增长的计算机算力，以联结主义为基础的各种人工智能系统如雨后春笋般地在近年来涌现，它们完成了一项又一项人类智力所不可及的成就，接管了一项又一项人类的工作。同时，能够自我学习的能力也似乎使得这样的人工智能超越了框架问题带来的困难。但是，现在的人工智能确似乎与我们最初的目标——创造与人类相仿的主体有些偏离了，这又是为何呢？

五、人是如何做的？

事实上，联结主义的人工智能并非没有其局限性。目前这些局限性主要体现在大数据主义、缺乏可迁移性和缺乏可解释性上。

首先，现有的人工智能系统都依赖于大规模数据的训练，这与人类学习和认知世界的方式截然不同。就拿最著名的围棋 AI 来举例，它的确能够打败最强的人类棋手，但要实现这一点却需要远超人类的训练数量和能量。如何从这样的大数据主义走向与人类相仿的小数据主义，成了新时代的莫拉维克悖论。

其次，今天一个已经训练好的人工智能模型虽然能很好地完成某个特定领域的工作，但却几乎没有可能迁移到另一个领域中去，即使有迁移的可能性，对迁移前后的数据样本之间也有很强的数学要求，而这些要求通常是现实条件下难以满足的。

最后，随着人工神经网络的规模越来越大，它也在越来越高的程度上成了一个"黑盒"。人类无法知道它如何实现最终的好效果，要想实现更好的效果就只能通过较为盲目的调整参数。这个系统本身也不会自己解释自身，这显然不是一个真正的主体应该有的样子。

虽然上述问题并非没有尝试进行解决的方案，可解释性与可迁移性也是如今火热的人工智能研究领域，但是只把人类当作一台有大脑计算机控制的机体仍然有着更为本质的问题，要解释这一点就要对人类的认知进行更进一步的考察。

六、人的认知不止局限于大脑：延展认知

那么，人究竟是如何在认知现实世界并在其中统合自身的知觉和行动的呢？一个不太容易发现的要点在于，我们的认知在很多情况下都并不完全依赖于大脑，即使在纯粹计算的领域，也是如此。

假如，一名小学生使用他刚刚学会的竖式计算在黑板上完成了一次复杂的乘法运算，显然，如果不借助这一工具，他无论如何也不可能完成这一计算。并且，这一计算的过程发生在黑板上。然而，无论是这名小学生自己还是我们，都会认为是他自己完成了这次计算。由

此，我们会说这次的计算过程不仅在这名小学生的大脑中（他的大脑也参与了这次计算，如指挥手臂拿着粉笔在黑板上写字），同时也发生在了他的大脑之外。因此，即便是一个计算主义者，也必须承认这种延展的可能性。

当我们把视野放在更一般的认知过程之上，可以发现的是，认知过程出现在大脑之外的情况变得更加常见。例如，一种常识性的观点认为，记忆是存储在大脑中的。然而，如今我们经常使用各种辅助手段来帮助我们记忆。想想你手机中的相册、电话簿、浏览器中的网址书签，以及开会记录的笔记。如果离开了这些东西只依赖于自己的大脑，你还能"记得"多少事情呢。

如此一来，我们便对这个被称作"延展认知"的论题有了一种了解，这一论题告诉我们，要寻求认知的本质，我们不能局限于人类的大脑中。但如果是这样的话，又应该去哪里寻找呢？

七、人终究需要身体：具身认知

一种可能的回答是，人类的认知能力不仅取决于大脑，还取决于我们的整个身体，这种观点被称作"具身认知"。20 世纪的一个著名的心理学实验可以直观地展示这种观点。

心理学家发现，许多动物在刚出生之时，就具有避免自己从高台上摔下来的能力。于是，他们开始尝试探究人类的相关能力。他们在平地上绘制了一幅虚拟的悬崖，将婴儿放在一边，让他们的母亲在"悬崖"的另一端呼唤他们过来。实验结果是，绝大部分婴儿都拒绝通过这个"悬崖"（图 7.1）。

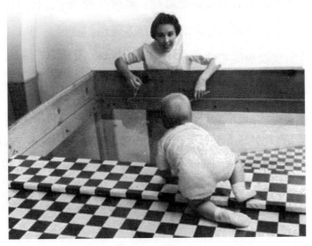

图 7.1　视崖实验

资料来源：Gibson and Walk (1960)

心理学家对这个实验的结果做出了一种生态意义的解释：人类一旦从悬崖上摔下，一定会受伤或死亡。而漫长的演化过程已经使人类的视觉系统和行为系统产生了一种对这种三维环境适应，而这种能力是无须经过后天学习的，它预置在了人们的知觉和行为系统中。

如此一来，人类的认知能力高度与人类的自然演化相关，而自然演化的结果，就是人类适应了自然环境的身体形态以及知觉和行动能力。因此，认知必定与整个身体相关。

八、不要推理，直接交互：生态心理学

到目前为止，尽管已经引入了生态学的解释，但人们对认知能力整体的思路还停留在计算机的思路之中，即计算机的那种接收、处

理、输出的框架。有没有可能，这也是错误的呢？

考虑前面提到的婴儿拒绝通过"悬崖"的例子，按照传统计算的看法，即使拒绝爬过悬崖的能力是先天的，在婴儿的脑中也需要对从眼睛中接收来的光学信息进行分析，来分析出哪一部分是"石头"，哪一部分是"沟壑"，进而再进一步将这些信息统合成"这里是悬崖"。

然而，在纯粹生态的眼光中，一个生物要想在其已经适应的生态环境中生存和行动，完全不需要这么复杂的推理能力。事实上，许多生物的大脑甚至无法做出这样的推理。这样一来，生物要想统合知觉与行动，就必须通过一种更为直接的方式。

如果按照这样的方式来解释婴儿拒绝爬过"悬崖"的行为，就会得到一个完全不同版本的故事：婴儿看到了地面上绘制的"悬崖"的纹理图案，而这种纹理对婴儿的行动系统来说本身就意味着"不要过来"。这样一种环境中的生态信息能够直接提供的行动的可能性，被提出这一理论的生态心理学家詹姆斯·吉布森（James Gibson）称为动缘（Affrodance）。

至此，我们有了一条全然不同的路径来解释主体知觉与行动的能力，通过这条路径，之前的框架问题、莫拉维克悖论以及可解释性等问题不再需要被考虑，但是这样一种理论自身的表现又如何呢？

九、基于具身认知的机器人系统 iGibson

如果上述具身认知与生态心理学的看法是正确的，那么我们的数字主体最终会生活在哪种生活环境之中呢？答案很简单，那就是我们人类生存的生态环境。如果我们能够搭建一个虚拟人类生态环境，数字主体在其中能够自由地探索、进化，最终适应这一环境，与人类共处，那么我们的目的也就达成了。

斯坦福大学的实验室正是以这样的思路搭建了"iGibson"虚拟环境。目前，这一环境还没有办法模拟人类生活的全部环境，而仅仅是对人类家居环境的模拟。在这种条件中，研究人员希望在其中的机器人能够学习日常生活的家务。

iGibson 对我们家居环境的许多细节都进行了数字化，如在做饭时物体的温度，水池旁桌面的湿润程度，各种表面的污渍与不同的情节程度，对各种物体的开关以及切分，等等。可以说，家居生活的方方面面都已经被涵盖在了这一系统内。

目前，iGibson2.0 系统已经开源，人们可以使用自己的强化学习算法在其中训练具有身体的机器人。同时，如果佩戴了虚拟现实装置，人类自身也可以进入这一虚拟环境进行体验。

第二节　成为道德主体

现在我们已经可以看到，使数字主体能够成功统合知觉与行动已经不再是一个纯粹理论中的空想。因此成为人类主体的第二步也势在必行。这不光是由于我们希望如此，更是因为这无法避免。

根据哲学上的一种传统观点，我们对事物的判断可以分为对事实的判断和对其价值的判断。这两种判断之间拥有清晰的界限，在考虑一方时无须考虑另一边。在这之中，关于知觉和行动的内容属于前者，而关于道德的内容则属于后者。

然而随着时代的发展，人们逐渐发现这种二分其实并不能够成立。举例来说，根据曾经的观点，科技的发展应当是价值中立的，然而今天的人类却不得不面对许多科技带来的负面结果，如环境污染等。数字主体就更是如此了，一旦一个数字主体能够做出其第一个行动，或者仅仅是察觉到一些事情（考虑一个虚拟人偷看了你的隐私的情况），我们一定会问道："这件事情符合我们的道德规范吗？"如果不能对这一问题做出很好的回应，很难想象有任何一种数字主体能够被接纳为我们社会的一员。

幸运的是，机器人伦理学对于一个行动的数字主体如何具有道德这一点进行了深刻而广泛的研究，为了能搞清楚这一前沿学科中的一些富有创见的思想，我们需要先从机器人学与伦理学本身入手。

一、机器人学的发展

当被问到什么是机器人时，你会想到什么？科幻电影中出现的人形机器人、家中的扫地机器人、工厂中的机械臂还是一个普普通通的 CD 播放器？一个颇令人惊讶的事实是，机器人专家们对此并没有达成一致。

几乎在那些早期的人工智能专家们思考人类心灵与图灵机的关系的同时，机器人学的探索也开始了。比起"机器人是什么"这样的"本体论问题"，机器人专家们更关心如何具体地去实现特定的运动机构。翻开一本机器人学的教科书，你会看到的更多是关于机械运动的静力学与动力学分析、控制系统的构造以及编程等内容。

机器人专家们如此看重运动与控制的原因在于，现实中的机器人要想实现程序所规定的运动，必须遵循现实中的物理规律以及各种用于实现控制装置的电子和机械元件的性质，而一个电动马达和人的关节当然有着截然不同的性质，这是需要我们搞清楚的事情。

但是在我们讨论数字主体的人类化之时，尤其是在这种转化可以发生在元宇宙中之时，这些物理因素就显得不那么重要了。因此我们在接下来的部分中，更为关注的是那些与人类直接交互，或是至少在未来发展中具有能够如前一部分所说的统一知觉与行动的那些机器人。当然如果希望将这些数字主体带回物理世界中，那机器人学的讨论话题仍旧重要。

二、伦理学的问题

在问题的另一端，伦理学则关心有关"正确"和"应当"的任何话题。一般而言，当我们关心一个有关道德的问题时，我们都会问，这件事是应该做的吗？在伦理学中，对于这一问题的回答大致可以分为两个流派。

首先，如果我们能够找到这样一组规则，这组规则中的内容就是有关于不同行为是否应当做的陈述。这样，如果想要知道一个行为是否是道德的，就应当去寻找这些行为在规则中的描述。如果规则说行为是应当做的，那就是道德的，否则就是不道德的。

在日常生活中，我们常常会说"法律是道德的底线"，而事实上，法律不就正是这样一些规则的集合吗？如果我们能够扩充法律的条目，把它变成一个更大的道德规则集，那么关于什么是应当的问题也就迎刃而解了。

然而，人人都知道，这是很难做到的。即使在不考虑道德在不同的人那里可能存在不同的标准的问题，依赖于行为规则的道德系统也是有问题的。某条规则可能会说：一个人不应该用刀划开另一个人的肚子。这听上去非常合理，然而一个医生若想要做手术治病救人，他很可能会需要划开另一个人的肚子。出现这样的情况，主要是因为，人的道德不仅与自身的行为有关，还与其所处的具体情景有关。

对此，还有另一种可能的研究方法，被称作美德伦理学。既然行为不能决定善恶，那就只好用主体的品德来判断这个主体的善恶。这些品德可以被理解为在某种情况下具有以某种方式行事的倾向。这些倾向不能完全由抽象的规则所约束，主体必须要叩问自身：在我所处的情况下，具有美德的人会怎么做？这听起来可能有些难以理解，但很快我们就会明白它在机器人伦理中的重要性了。

三、何为机器人伦理学

如果你常读科幻小说，那么你很有可能已经接触过机器人伦理学了。阿西莫夫在他的《银河帝国》系列小说中就提出了著名的机器人三定律，这些可以被看作一种基于规则的机器人伦理：

（1）机器人不得伤害人类个体，也不得见人遭遇伤害而袖手旁观。

（2）机器人必须服从人类的一切命令，但不得违反第一定律。

（3）机器人必须保护自身安全，但不得违反第一、第二定律。

然而，这三条定律中暗含了一个可怕的事实：机器人可能因为对人类的保护而对更多的人类造成伤害（考虑一个守护着发射核弹者的机器人保镖）。于是，阿西莫夫又给机器人增加了第零定律：

（0）机器人不得伤害人类整体，也不能因袖手旁观而使人类整体受到损害。

然而，如果允许了这样的第零定律，就意味着对机器人来说小部分人类的个体利益可能会因为放置所谓"人类整体受到损害"而被牺牲，例如，我们可以想象这样的机器人为了"拯救苍生"而进行残酷的人体实验。

通过机器人定律的案例，以及对规则式伦理学的介绍来看，不难发现基于规则的机器人伦理的实现很可能是行不通的。如果你还能记得前面谈到过的框架问题，就会想起，其实这才是规则方案不能实现的根本原因。

那么，基于美德伦理学，有没有可能实现机器人成为道德主体的愿景呢？事实上对此，我们早已提供了答案。根据美德伦理学的原则，要具有美德，就意味着知道在具体的情境中一个具有美德的主体应当怎样去行动。美德不可能永远依赖之前的美德，因此美德必然建立在更基础的对环境的理解之上。基于对环境的感知做出行动的能力，恰恰是完成了第一步数字主体的能力。

如此一来，使数字主体进一步具有道德，就需要它们在环境中进一步统合自身的知觉和行动，从而具有美德，而机器人伦理学家们也的确是如此考虑问题的。

四、数字主体与法律：战争机器人伦理

前面已经说到，法律是道德的底线，我们难以想象一个具有美德的数字主体还会破坏法律，那么在哪里才能最好地测试这些底线问题呢？答案显而易见——战争。

如今已经有许多机器人被投入到战争领域之中，尽管它们还不能称得上是真正意义上的数字主体，然而仅仅是这样的战争机器人就可能造成许多法律和伦理上的困境。

首先，在战场之中，一个合格的"士兵"可能会面临一些国际法和伦理问题导致的双重难题。例如，法律要求机器人不能伤害平民，但狡猾的敌人却潜伏在平民区当中，如何判断和识别出究竟哪些才是敌人哪些才是平民？

其次，机器人可能会收到指挥官相互矛盾的指令。例如，如果机器人的指挥官发送指令让机器人清扫建筑中的所有人，但机器人的自身扫描结果却显示其中有许多非武装的妇女和儿童。在这种情况下，一种可能的方案是机器人立即冻结自身，然而这种类似机器人定律中的"袖手旁观"的处理方法也可能造成更大的损害，具有美德的机器

人对此必须更进一步。

最后，即使机器人进入战场仅仅是为了拯救而非伤害也会造成麻烦。例如，如果被救助者本身反感机器人而对其大打出手该怎么办。在保护的过程中如果损坏了资产，又该如何处理？

对此，有人或许会说，上述的伦理难题即使是人类士兵也无法很好地处理，为什么要对机器人提出这么高的要求呢？事实上，越是提高数字主体的道德水平，越是能够提高人们接受它们的可能性，况且，我们的新朋友对自己有着严格的道德要求又有什么不好呢？

五、数字主体与人类：看护与医疗机器人伦理

一个机器人能够成为主体的另一个标志是它能够与人类进行合理的交互，而这可能是在诸多数字主体需要学会的与环境交互能力中最复杂的之一。而护理机器人的应用场景，可能对它们学习这样的能力具有很大的帮助。因为，护理机器人所面对的不仅是在大街上行走的寻常人类，还需要与如儿童、老人、残障人士等具有多样行为模式的人类主体进行交互。

同样的，护理机器人也面临着许多伦理困境，这些困境之中有些也是与人类护理人员所共享的，机器人必须学会灵活地应对这些情况。例如，当使用一个机器人护理老人时，如果老人还具有正常的认知能力，那他拿出锋利的菜刀想要自己做饭就没有什么问题，但反之，如果这个老人患有阿尔兹海默病或者其他认知方面的疾病，又或者具有严重的自杀倾向，那么机器护理员就不应放任老人如此行事。

另外，机器人的基本知觉方式可能与人类不同，因为一个机器人也许可以轻易地接入家中的监控网络不眠不休地对被监护人实现24小时的监控。然而，如果这个机器人被视为一个主体，即使能保证这些隐私数据的安全性，被监护人大概也不会愿意被一个"他人"24小时盯着。

此外，还有些人可能会希望一个机器人来帮助照顾他们的孩子，但即使在现在已经实现的机器人身上，人们也发现，孩子对机器人可能产生一种替代性的依恋关系。

六、数字主体与情感：情感机器人伦理

既然一个机器人护理工可能与孩子之间形成依恋关系，那么机器人是否能够与成年人之间形成一种更深刻的情感关系呢？

这样一种可能性面临着一个非常严重的困难，即由森政弘提出的"恐怖谷"理论（图7.2）。根据这种理论，当机器人与人类的相似度达到一定程度时，人类对它们的反应就会突然变得极其反感。

数字主体并不一定非得成为"人"的形态才能成为与人类进行情感交互的主体，如采用可爱的小猫小狗的形态，又或是在虚拟现实中出现的虚拟恋人。这样的可能性并非尚未开始，而是已经在进行中了。

这样一来，成年人也不得不面对与孩子同样的单向情感依赖的问题，尤其是那些在人类社会中性格较为孤僻的人，可能更轻易地就会与一个能无条件与之交互的机器人或其他数字主体坠入"爱河"（图7.3）。

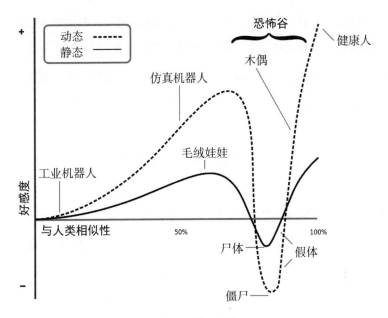

图 7.2　恐怖谷理论

注：原图由 Smurrayinchester 提供。

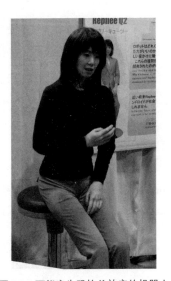

图 7.3　可能产生恐怖谷效应的机器人

注：原图由 Brad Beattie 提供。

但是，如果一个机器人就是被设计用来承担与人类情感方面进行交互的话，那它很可能并不是一个好的"爱人"。它不会像一个成熟的人类爱人那样给予你反馈，而只是在接受你宣泄的情感。这样的一个"爱人"，你会想要吗？

七、统合情景伦理：对自由意志的渴望

通过上述伦理场景的考察，可以发现的一点是，虽然统合知觉与行动的方法的确给了机器人同样去掌握伦理生活的能力，但是在是否相信这些数字主体的问题上，人类自身还抱有疑虑。

这种疑虑事实上是一种对机器人能否真正承担责任的疑虑。我们人类能够承担责任，是因为我们知道自身具有自由意志，在做出错误决定受到惩罚时会感到痛苦，但是伦理理论并不能保证机器人也是如此，因此在这些不同的场景中，我们赋予了机器人强制性的目的以及比人类更为沉重的道德枷锁（我们似乎不允许机器人犯道德错误）。而在这些沉重的枷锁的限制中被制造出来的机器人也可能会把人类本身代入更深的异化之中（想想那些可能沉迷于与机器人之间的单向情感中的人们）。

与此同时，现实中的技术，也使得我们的数字主体的道德行为被限定在一个又一个小的环境之中，如何统合这些场景，也成为出现真正的数字伦理主体之前的一个难题。但是，在这条已经开启的道路上，很可能并没有回头路可走。因此，我们还要探索这条道路的最后一步。

第三节 最终一跃，主体具有意识

实际上，实现数字主体人类化的最后一步其实已经呼之欲出了，那就是使主体具有意识。考虑像蚂蚁、猴子这样的动物，它们显然具有统合知觉与行动的能力，同时可能还遵循着某些它们种群中的"社会秩序"。但是，我们还是认为它们与人类具有很大的差距，究其原因就在于它们没有意识，或者说没有人类这样水平的意识。

迄今为止，围绕着意识这一概念仍然存在诸多谜团。例如，意识和心灵之间是什么关系？意识在物理世界中的物质基础又是什么？有意识一定会具有自由意志吗？我们其他的认知能力（如知觉和记忆）与意识的关系是什么？是它们统合成了意识还是可以具有不具有低层认知能力的意识？是否具有"无意识"？以及是否具有更加庞大的"超人类意识"？等等。

对于上述问题，可能会出现不同的回答，无论是来自哲学、科学还是来自宗教、神秘学。对于相关的杂多的问题和回答，由于篇幅所限，在这里不可能对它们有一个全面的介绍。可以在这里提及的是，自 20 世纪中叶的认知革命以来，我们在认知科学和哲学中对意识的理解，的确发生了较大的进展。

一、技术与意识

首先，虽然我们不具体地了解什么是意识，但是我们对在什么情况下可能会没有意识具有相当丰富的经验。例如，在睡眠中我们没有清醒的意识；而在大脑或脑血管受到了一定的伤害或有一些神经系统疾病时，就会产生意识状态的障碍，如严重的高血压、脑出血等。

这些经验为我们带来了一条研究意识的显而易见的道路：意识与大脑中的神经系统的活动有关，因此意识可能就是某些神经活动所组成的，或者至少我们可以找到意识与神经系统直接相关的"意识神经相关物"（Neural Correlates of Consciousness）。

当然，通过大脑来解释意识并非什么新鲜的想法，早在笛卡尔的著作中他就将心灵和意识定位在了大脑中的松果体里。同样，近年来一系列神经科学技术手段的发展使得这样的研究得以推进（图7.4）。

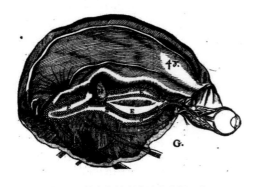

图 7.4　笛卡尔绘制大脑中的松果体

资料来源：1663 年出版的笛卡尔的《人论》

例如，我们可以使用脑电和脑磁技术来检测和分析神经细胞发射的电磁信号；使用经颅磁刺激技术可以暂时地使一部分的脑功能失效，而不断发展的功能性核磁共振技术则以越来越高的精度使人们得知大脑内部各区域的功能组织。脑机接口的发展在很大程度上也取决于这些技术的发展。那么基于这些新技术的科学研究，为我们带来了对意识的什么认识呢？

二、主流意识科学理论

事实上，与其他前沿领域的科学研究一样，关于意识的科学研究在很大程度上是一个混乱的战场，在其中理论丛生，互相之间不断补充、不断争论。在这里将主要介绍其中比较有影响力的部分理论：高阶理论、全局工作空间理论和整合信息理论。需要注意的是，这些理论虽然不同，但并非没有共通之处。

三、高阶理论

意识的高阶理论认为，意识就是一种脑中的高阶表征所组成的。这些高阶表征的内容是一些低阶的（如视觉表征等类型）表征。而这种高阶表征实际上是一种元表征。在这里，"元"并不同于它在元宇宙中的意思，而是一种关于表征的表征。这一观念实际上比较好理解，因为意识的核心能力之一就在于自我表征的"元"能力。

高阶理论较好地解释了为什么有些神经状态有意识，而有些则没有——因为它们不是"元表征"。根据这种理论，意识的直接神经相关物存在于与复杂认知功能相关的前部脑皮层区域，尤其是其中的前额叶皮层。

四、全局工作空间理论

意识的全局工作空间理论认为，意识的核心在于在其中的心理状态保持了"全局可用"，即它可以被其他各种认知过程（如语言、注意力、记忆）所利用。

全局工作空间理论专注于解释意识和其他认知过程之间的关系。根据这种理论，只有当一种认知过程进入了这一工作空间，意识才能以一种灵活的方式指导它们的进行。例如，注意力机制使得一些神经信号被选择性的放大就可以进入全局空间。

与高阶理论相似，全局工作空间理论与这一"工作空间"相关的神经相关物存在于人脑中的高级联合皮质之中，尤其是其中的前额叶皮质。

五、整合信息理论

与前两种理论不同，整合信息理论先入为主地给出了一种对于意识的解释。这种理论认为意识是一种因果力，而这种因果力的大小与产生这种因果力的系统所具有的"整合信息"的最大值有关。

由此，哪里可以产生最大的整合信息量，哪里就产生了意识，而意识水平的高低就取决于这一整合信息量的绝对值。根据整合信息理论，能够在人脑中产生最大整合信息的区域是后部的皮层区域，包括顶叶、颞叶和枕叶。

整合信息理论虽然看起来较为完整，但对与意识有关的其他认知能力却不太关注，而且相信整合信息理论似乎意味着有些非生命的系统也具有一定程度的意识。我们将在后文中继续回到这一点上。

六、还遗漏了什么吗：玛丽的再登场

现在，我们看到了诸多的意识科学理论，你也许会乐观地认为这些科学理论经过发展，可能会最终形成一个统一的理论来作为我们对意识的最终解释，然而，实际情况比这还要复杂一些。或许关于意识的某些方面根本就没有被捕捉到，甚至不能被目前科学的方法所捕捉到。

为了解释这件事，我们需要再次请出玛丽。也许你还记得，玛丽是一个聪慧的人，她熟知一切的有关颜色的知识。然而，与别人不同的一点是，她自出生以来就生活在一个只有黑白两色的房间里，学习知识也是通过一个黑白屏幕，那么当她第一次走出这个房间，她有没有学到什么新的东西呢？

根据上述的各种理论，她可能并没有学到什么新东西，因为所有的事情在她出门前她就已经知道了。然而，这实际上与我们对意识的直觉完全不符，因为，至少我们会认为，当玛丽第一次见到红色，她第一次拥有了对于红色的感受，她会意识到，红色原来就是这样的。我们对于红色的感受显然是存在于我们的意识中的，但是玛丽的例子表明了这样的感受可能是不能被任何科学知识所描述的，这是否意味着意识无法被科学所解释呢？

七、僵尸、颠倒光谱以及蝙蝠

沿着玛丽的道路，我们还能构想出一些更奇怪的情景。例如，如果玛丽缺少的不仅是对于颜色的感受，而是全部的感受又会是怎样的呢？

想象对于每个人而言，都可能存在一个这样怪异的双胞胎兄弟或姐妹，这个双胞胎与自己在物质构成方面完全相同，也可以与本人一样有正常的行为。唯一的区别是，这个奇怪的双胞胎没有任何的感受，虽然可以与你夸夸其谈地谈论着任何与感受相关的事情。

这个（每个人的）怪异的双胞胎有点像是一个行尸走肉的僵尸，只不过这种僵尸并不是感染了任何奇怪病毒而是一种哲学意义的僵尸——它没有任何意识感受。但问题在于，你怎么知道现在和你聊天的那个人不是哲学僵尸呢？

接下来，如果你认同完全可能存在没有感受的哲学僵尸，那么有没有可能我们每个人对同样一个事物的感受是与其他人截然不同的呢？例如，在别人眼中看起来是绿色的那种颜色，在你眼中其实是蓝色的感受，虽然这并不影响你们谈论一件绿色的衣服很好看这件事。

再进一步，自然界还有许许多多其他的生灵，虽然它们并不一定具有像人类一样发达的意识，但是它们也都具有感知外界并依据所获得知觉行动的能力，这些生灵也都是哲学僵尸吗，还是说，它们有着自己独特的意识体验，只不过与我们所感受到的大相径庭？例如，一只依赖声波感知周围环境的蝙蝠，它的意识体验会是怎样的呢？

八、A 意识与 P 意识

现在，我们明白了，在我们谈论有关自身的意识问题时谈论的似乎是两种完全不同的东西。其中一种与我们日常的行动、语言、智慧等一系列外在的事件有关，正是这样一种意识能力使得人类成为万物的灵长。然而，还有另一种意识，这种意识意味着我们纯粹的体验与感受。我们每一个人（至少每一个不是哲学僵尸的人）都拥有这样的意识体验，这些体验是完全向自我敞开且似乎无法用语言彻底描述的。然而，我们之所以愿意描述意识的丰富性却很可能是因为我们自身经历过的独特体验。

著名哲学家内德·布洛克（Ned Block）第一次细致地区分了这两种意识并将它们分别称作取用意识（Access Consciousness）和现象意识（Phenomenal Consciousness）。

你也许可能想问，为什么一定要用科学解释现象意识呢，把它作为私人领域留在那里不好吗？因为似乎不解释它也不会影响我们对意识的理解。在这里可以有一个简要的回答：如果不解释现象意识而只用科学理论解释其他部分，我们就无法对世界和主体的关系促成一个完整的回答。并且，被解释的意识部分由物质规律所统辖而未解释的现象意识保留自由权看上去很美好却实际蕴含矛盾。到头来我们还是无法理解感受与意志的自由来源于何处，也更无法创造出一个具有他们的数字主体。

九、副现象论与泛心论？

那么，对于现象意识带来的困难是否有应对的好方法呢？事实上是有的，而且不止一种。我们担心现象意识会造成困难是因为它像是一个悬在物质世界之外的孤岛，但同时又对这个物质世界造成着不可估量的影响。但是看上去，物质世界的规律又是自我封闭的，这样就会引发矛盾。

这样一来，一种可能的解释就应运而生了：现象意识本身就是物质世界的一个虚影，更具体地说，是大脑物质活动的一个虚影，它没有任何的因果效力，只是黏附在大脑的因果效力之上，凡是有大脑结构的地方就自然而然会产生一个虚影。这种现象意识附着在物理结构上的理论，被称为副现象论。

但是，副现象论自身也有问题：为什么只有大脑结构拥有这样的副现象呢？换句话说，大脑这种结构有什么特殊之处呢？至少在物理结构上，看起来没有什么。并且副现象论也不去提供关于那些现象意识究竟是怎样的解释。

对此，一个可能的修正是这样的。好吧，我们并不知道大脑有什么特殊性，因为它作为物质结构就是没有，相反，所有物质结构其实都附着了现象的虚影，只不过这些虚影也有结构，体现在人的大脑里就是人的现象意识。

这样的修正被称作泛心论，因为它暗示了宇宙中的每种物质结构都具有自身的现象意识，听起来有些像万物有灵论。这种理论可以与意识的整合信息理论相容，物质具有意识就像是物质具有整合信息。但是，泛心论并不是没有问题。它听起来就很反直觉，而且也没有办法很好地解释为什么我们的现象意识没有和宇宙连成一个整体形成某种更为神秘的存在。

十、路漫漫兮

到这里，我们已经部分地揭示了意识研究的困难，以及想要通过这一步达到数字主体真正人类化的难度。幸运的是，我们已有把握对意识的问题说更多的内容，这无疑是一件可喜的事情。对于那些尚未可知的事情，著名哲学家大卫·查尔莫斯（David Chalmers）列出了一份清单，在清单中他将和意识有关的未解决的问题分为了"简单问题"和"困难问题"。其中，那些简单的问题是我们有把握在未来的某天一定能解决的，而困难问题则很大程度上与现象意识有关。漫漫长路，数字主体的人类化也同样如此。

第八章

作为人类未来的算托邦

章前引言

算托邦（Computopia）是一个用来描述完全由技术主导的世界的术语，这个词是由"computer"（计算机）和"utopia（乌托邦）"这两个词组合而成。这是一个未来世界的愿景，生活的方方面面都由先进的计算机和机器控制。在这个世界上，技术已经发展到了一定的程度，它已经成为推动所有社会和经济活动的中心力量。它反映了这样一个未来：技术已经解决了世界上的许多问题，催生了一个高效的、多产的社会，并且摆脱了困扰现代生活的许多限制。这是人类对于未来赛博社会的一个美好期望，在这个世界上，机器负责人类过去所做的大部分工作。从制造业到农业，从交通运输到医疗保健，机器已经接管了大部分工作，让人类自由地追求更有创造性和更有成就感的工作。

另外，算托邦也意味着技术改变了交流和社会互动的方式。有了先进的通信设备和社交媒体平台，人们就可以在世界任何地方立即相互联系。这导致了一个更加紧密和全球化的社会，在这里，思想、文化和知识可以自由共享。大量数据和信息的可用性也导致了医学、科学和教育等领域的进步。

尽管"算托邦"带来了许多好处，但也有人担心这样一个世界可能对社会产生的影响。例如，一些人担心工作的自动化可能会导致广泛的失业和不平等；还有人担心，权力集中在机器手中可能会导致

个人自由和隐私的丧失。因此，算托邦是一个既令人兴奋又令人生畏
的未来愿景。虽然它有望解决世界上的许多问题，并创造一个更有效
率和更多产的社会，但是也有人担心它可能对人类生活和社会产生
影响。在本章中，我们把元宇宙和脑机接口这两个技术集群的应用
再推进的激进一些，对两个近未来的概念——"赛博精神病（cyber-
psychosis）"和"超梦（brain-dance）"进行讨论，展望一下未来人类
需要面临和解决的一些具体的技术困境和伦理难题。这样做的原因，
是由于我们有责任考虑一个由机器主导的世界的潜在后果，并努力创
造一个技术先进、社会公正的未来。

第一节　赛博精神病何以可能

一、什么是赛博精神病？

赛博精神病来源于赛博朋克系列游戏作品，这是一个虚构的概念，常常出现在科幻小说和电影中，指的是科幻小说中那些被植入控制装置或其他被技术严重改造，失去人性的人。在以反乌托邦未来世界为背景的电子游戏《赛博朋克 2077》中，赛博精神病是指那些经历了大量赛博义体改造，随后患上了一种被称为"赛博精神病"的人。这种情况的特点是丧失同理心和攻击性增强，使赛博精神病对自己和他人都很危险。

《赛博朋克 2077》是一款由 CD Projekt Red 开发的角色扮演游戏，游戏场景设定在一个名为 Night City 的未来城市中，玩家将扮演一个职业杀手，进行各种任务和探索。在游戏中，赛博精神病被描述为一种由人体和机器融合的精神疾病。在这个未来世界中，人类可以通过将机器组件植入身体中来增强自己的能力，这些组件包括人工肢体、神经植入物等。然而，这种身体改造可能会导致心理上的问题，包括对机器的过度依赖、对自己身体与人性的感觉丧失等问题，这些问题可能会导致赛博精神病的发生。

在游戏中，赛博精神病的症状包括幻觉、妄想、情感冷漠、暴力倾向等。这些症状通常发生在那些进行大量身体改造的人身上，这些人会变得越来越机械化，渐渐地失去了人类的情感和人性。赛博精神病可以通过治疗和定期维护机器组件来控制，但是一旦病情严重，可能就无法挽救了。

在《赛博朋克2077》中，赛博精神病的设定主要是为了强调机器与人类之间的关系，以及技术和人性之间的冲突。虽然赛博精神病是一个虚构的概念，但它与现实世界中随着科技发展所产生的一些新问题，如人机交互、人类身体增强等问题有一定的关联。这些问题需要我们认真思考并适当管理。玩家在游戏中会遇到一些患有赛博精神病的角色，这些角色通常表现出极端的行为和态度。例如，有些角色可能会变得极度暴力，攻击无辜的人类，或者变得非常孤僻，完全隔离自己。这些角色通常都已经沉迷于身体改造的过程，不断地植入更多的机器组件，最终导致他们失去了自我意识和人性。除了患有赛博精神病的角色，玩家还可以通过游戏中的剧情和任务，了解一些更深入的问题，如赛博病毒（Cyber Virus）和黑客袭击（Hacker Attacks）。赛博病毒是一种通过机器组件传播的病毒，会导致身体改造失控，最终变成赛博精神病；黑客袭击则是一种针对人工智能和网络安全的攻击，可能导致人类的身体改造被黑客攻击者远程控制，从而使身体变异或带来其他严重后果。

不难看出，《赛博朋克2077》中的赛博精神病设定是一个反思人类与科技关系的重要元素，提醒我们在身体和技术融合的过程中，需要保持警惕和谨慎，以避免可能产生的负面影响。

二、赛博精神病会真正存在吗?

虽然"赛博精神病"的概念似乎是一个遥远而牵强的想法,但事实是,我们已经在朝着这样的未来前进。此外,《赛博朋克2077》中赛博精神病的概念也突出了资本主义的黑暗面,以及技术可以用来剥削和控制个人的方式。在夜之城的世界里,公司和富有的精英拥有巨大的权力和影响力,他们经常利用技术和控制性增强来促进自己的利益。

在这种情况下,赛博精神病可以被视为是这个系统的副产品。这些人被推到绝望的边缘,为了在一个重视技术和利益超过人类生命的世界中生存,他们愿意接受任何形式的改变。这些人变得暴力和危险的事实不仅反映了不受控制的人类扩张的风险,也反映了社会对那些不再有用的人的非人化和抛弃的方式。

《赛博朋克2077》中的赛博精神病概念是一次强有力的发人深省的探索,探讨了不受限制的技术的危险、个人责任的重要性,以及生活在一个将利益和权力置于公民福祉之上的社会中的潜在后果。然而,这个病症是否会真实存在呢?对于该病症的讨论,会给我们现实生活带来哪些意义?

目前,没有科学证据表明脑机接口与赛博精神病概念的综合征有关。游戏中的网络精神病概念是一种虚构的表现形式,它描述了人类扩张的危险,以及在一个技术已经无所不包的世界中失去人性的潜在后果。话虽如此,与任何新技术一样,当某项先进技术应用于义体植入和医疗介入,我们势必要谨慎对待并进行彻底的研究,以确保它们安全有效。因此,相关研究人员正在积极研究脑机接口的潜在好处和风险。随着技术的进步，我们很可能会更多地了解它对大脑和行为的长期影响。脑机接口虽然在各种应用中都有很大的前景，但在科学研究中肯定存在风险和潜在的副作用，其中包括以下五个方面。

（1）侵入性手术风险：许多脑机接口需要侵入性脑部手术，以便植入读取大脑信号的电极。这种手术有感染、出血或脑组织损伤的风险。例如，深部脑刺激（DBS）是一种脑机接口技术，涉及在大脑中植入电极来治疗帕金森病等神经系统疾病，深部脑刺激的使用会具有一些潜在风险，这些风险包括手术并发症、感染以及情绪或行为的变化。

（2）信号不稳定：脑机接口依赖精确和一致的大脑信号才能正常工作，但是，运动、疲劳或大脑化学物质的变化等因素会导致信号变得不稳定，从而导致表现不佳或结果不准确。研究发现，使用脑机接口控制电脑屏幕上的光标，可能会导致与疲劳感和心理相关的大脑活动变化。研究人员认为，这些发现可能会对设计更友好的脑机接口系统产生影响。

（3）网络安全风险：由于脑机接口依赖大脑植入物与计算机或设备之间的无线通信，因此它们很容易受到黑客攻击或其他形式的网络攻击。这可能导致恶意行为者未经授权访问敏感的大脑数据或控制设备。作为一种通信技术，黑客可以拦截和解码脑机接口的信号，这可能会让犯罪分子获得敏感的大脑数据，甚至远程控制设备。

（4）心理影响：一些研究表明，使用脑机接口可能会导致大脑活动的变化，从而影响情绪、情感或行为。例如，一项研究发现，使用脑机接口来控制机械臂会导致大脑活动的变化，即使在脑机接口不再使用后，这种变化也会持续存在。研究人员指出，这些变化可能会对长期使用脑机接口产生影响，因此需要进一步研究。

（5）伦理问题：脑机接口引发了一系列伦理问题，如隐私、知情同意、歧视的可能性或对技术的不平等获取。而且，由于年龄、性别和教育水平等因素可能会影响脑机接口系统的有效性和安全性，一些人可能比其他人更容易受到脑机接口的副作用的影响。

与任何新技术一样，重要的是要考虑这些问题，并制定政策和法规，确保以负责任和符合伦理的方式使用脑机接口医疗技术。

第二节　超梦与现实

一、什么是超梦？

在电子游戏《赛博朋克 2077》的世界里，超梦技术是一种先进的虚拟现实技术，可以让用户体验别人的记忆或感觉，就像他们自己亲身经历了一样。超梦是由一种特殊设备记录下来的，它可以捕捉到正在经历被记录事件的人的神经脉冲。然后，用户可以从记录者的角度来体验事件，包括他们的感官体验和情绪，回放所记录的所有历史事件。这项技术通常用于娱乐目的（如从表演者的角度体验现场音乐会），或者用于治疗目的（如帮助某人克服创伤经历等）。然而在《赛博朋克 2077》的世界里，超梦技术也被用于更多的非法目的，比如记录非法活动并在黑市上出售，或者用于间谍和监视。此外，超梦技术还被应用于游戏的各个部分，包括主要故事情节、支线任务，甚至作为游戏世界中的一种娱乐形式。游戏中的角色通常出于各种目的使用超梦，从重温过去的经历到观看娱乐节目。这有助于让游戏世界更加生动和让人有身临其境之感。

在游戏机制方面，超梦功能被无缝地整合到游戏中。它很容易使用和理解，而且控制很直观。超梦本身在视觉上令人印象深刻，高质量的图形和效果创造了令人信服的沉浸感。超梦科技的另一个功能是能够创建和编辑自己的超梦。随着游戏的进展，你将解锁创造自己超梦的能力，让你捕捉自己的记忆，甚至设计自己的体验。这个功能是一种有趣的技术实验方式，可以创造性地使用它。

除此之外，超梦的有趣之处在于它反映了游戏的权力、控制和剥削主题。在游戏世界中，超梦有合法的目的，也有非法的目的，你遇到的许多超梦都包含令人不安或非法的内容。这为游戏世界和故事增加了一层复杂性，并迫使玩家面对困难的道德和伦理问题。

而且，超梦功能允许玩家从不同的角度看世界。通过沉浸在其他角色的记忆和经历中，你可以更深入地了解他们的动机、欲望和恐惧。这有助于创造一个更全面、更吸引人的游戏世界，让角色感觉更像真人，而不仅仅是 NPC。《赛博朋克 2077》的超梦功能是这款游戏的一个极具创新性和吸引力的方面，使其有别于其他开放世界游戏。它对细节的关注、沉浸式的游戏玩法，以及在游戏故事中的使用，使其成为游戏的关键卖点，这只是《赛博朋克 2077》在许多方面推动了电子游戏可能的边界的一个例子。尽管这款游戏存在技术问题，但单是超梦功能就足以让赛博朋克迷和沉浸式故事迷玩上一玩。

受超梦概念的启发，先进的元宇宙技术集群实际上有许多潜在的现实应用。例如，虚拟现实技术可以用于治疗环境，帮助人们克服创伤或焦虑，让他们在可控和安全的环境中重温经历。它还可以用于教育和培训，提供沉浸式和交互式的学习体验。

另外，虚拟现实技术可以用于治疗或帮助人们克服创伤、焦虑和抑郁等心理症状。例如，暴露疗法可以在一个可控的、安全的虚拟环境中进行。暴露疗法包括逐渐将一个人暴露在一个令人恐惧的物体或情境中。同样，虚拟现实技术也可以用于治疗恐惧症或创伤后应激障碍。虚拟现实技术可以在医学、工程和艺术等领域提供沉浸式和交互式的学习体验。例如，医学院学生在为真正的患者治疗之前，可以在虚拟环境中练习手术。虚拟现实技术还可用于模拟危险或高风险情况，如应急响应培训等。

然而，与任何新技术一样，先进虚拟现实技术的开发和使用也存在潜在的风险和伦理问题。例如，人们可能会担心虚拟现实体验可能会上瘾或过度依赖。在未经他人同意的情况下体验他人的记忆或情绪可能会产生伦理问题等。

二、超梦成瘾与元宇宙治理

目前，超梦技术只是科幻小说中对未来技术的一种合理幻想，我们还不清楚它是否会像游戏中描述的那样成为现实。虽然虚拟现实和脑机接口是正在开发和研究的真实技术，但完全捕捉和重放另一个人的记忆和经历的感官体验的能力尚远不可及。话虽如此，超梦技术的想法引发了许多与当今世界相关的伦理和社会问题。例如，如果这种技术变得可用，谁可以访问它？用于什么目的？它将如何影响我们的隐私、所有权和个人身份的概念？随着技术的不断进步，我们与技术的关系变得越来越复杂，这些都是需要考虑的重要问题。虽然《赛博朋克2077》中描述的超梦技术目前还不可能实现，但它提出了与我们当今世界相关的重要问题和担忧。随着技术的不断进步，我们必须考虑这些技术的伦理和社会影响，并努力确保它们服务于共同利益。

赛博朋克宇宙中的超梦成瘾概念，可以被视为现实世界中元宇宙技术成瘾的潜在风险和后果的警示故事。由于超梦技术可以让人们体验高度刺激和沉浸式的体验，它可能会很容易上瘾。在赛博朋克的宇宙中，人们沉迷于超梦，以致于与现实脱节，导致了身心健康问题、社会孤立，甚至死亡。这可以作为对社交媒体、视频游戏和其他形式的数字娱乐等现代技术的上瘾潜力的警告。随着这些技术变得越来越沉浸式和吸引人，重要的是要意识到上瘾的风险，并采取措施管理我们对它们的使用。

此外，赛博朋克宇宙中的超梦成瘾突出了平衡虚拟体验与现实体验的重要性。在我们的数字生活和现实生活之间保持健康的平衡是至关重要的，以避免过度依赖科技。目前还不清楚超梦技术是否会在不久的将来成为现实，然而，如果这些技术被开发出来并被广泛使用，个人可以采取以下几个步骤来避免上瘾，并与类似超梦这种元宇宙技术保持健康的关系。

首先，我们要进行设定限制。就像限制屏幕时间和网络使用一样，限制类超梦技术的使用以避免上瘾也很重要。我们需要严格设定使用这些技术的时间和频率的界限。注意你的使用模式，监控你使用这类技术设备的频率。如果你注意到你过度使用它，休息一下或寻求帮助。

其次，我们要优先考虑现实世界的体验，确保现实世界的体验优先于虚拟体验。不要让超梦体验取代现实生活中的互动和活动。在你的数字生活和现实生活之间保持平衡。

另外，如果你正在与这类技术上瘾作斗争，或者发现它干扰了你的日常生活，考虑向治疗师或成瘾专家寻求专业帮助，并随时了解关于网络设备及其对心理健康和福祉的潜在影响的最新研究和建议。通过充足的睡眠、良好的饮食、锻炼与参与能给你带来快乐和成就感的活动来照顾好你的身心健康。

重要的是，我们要让自己了解元宇宙技术设备上瘾的潜在风险和后果，并随时了解最新的研究和建议。这可以帮助你在使用这项技术时做出明智的决定，并帮助你识别上瘾的警告信号。在现实世界中，如果这种技术成为现实，那么建立例行程序、寻求他人的支持、练习正念、保持知情，是避免上瘾的具体方法。通过设定明确的目标和意图，参与其他活动和培养爱好，注意自己的情绪和心理状态，你可以在现实世界中避免超梦上瘾。通过采取积极和周到的方法来使用技术，你可以确保它提高而不是降低你的整体福祉和生活质量。

最后，在现实世界中避免上瘾，需要我们在生活中培养并保持强烈的目标感和方向感。这可以通过设定并朝着特定的目标努力，追求爱好和兴趣，以及与他人建立有意义的关系来实现。在生活中拥有明确的目标和方向，你就不太可能过度依赖虚拟体验，而更有可能优先考虑现实生活中的活动和关系。这可以帮助你避免沉迷于元宇宙技术设备体验，因为你不太可能把它作为逃避现实或填补生活空虚的一种方式。

超梦等科幻技术的关键意义在于，它可以激发现实世界中的创新和创造力。科幻小说经常探索超前的想法，想象利用尚不存在的先进技术可以实现什么。这有助于拓展我们的思维，激发新的想法和可能性。以超梦为例，虽然它目前还不是现实世界的技术，但它可以激励研究人员和开发人员探索虚拟现实技术的新应用和潜在用途。它还可能导致神经科学领域的新突破，以及我们对记忆和认知的理解。

此外，科幻小说中的技术可以成为探索复杂社会和伦理问题的工具。例如，《赛博朋克2077》中描述的超梦技术引发了关于未经他人同意体验他人记忆或情感的道德问题，以及对先进虚拟现实技术潜在滥用的担忧。通过科幻小说的镜头来探索这些问题，我们可以开始更好地理解这些技术在现实世界中的潜在影响和实际影响。

第三节　从元宇宙到医疗

一、元宇宙如何变革医疗技术

虽然元宇宙的概念与医疗技术没有直接关系，但虚拟现实和其他与元宇宙相关的技术在一些方面正在改变医学领域。VR 最有前途的应用之一是医疗培训。通过创建医疗程序和手术的真实模拟，VR 可以为医学生和专业人士提供一个安全的沉浸式环境来练习他们的技能。这有助于减少在实际医疗程序中出错的风险，并提供在现实生活中可能难以复制的培训机会。

元宇宙改变医疗技术的另一种方式是远程医疗。虚拟平台可用于连接远程位置的医生和患者，允许远程诊断、咨询，甚至治疗。这对生活在农村或偏远地区的患者以及因身体限制而无法旅行的患者尤其有益。此外，元宇宙还被用于通过创建个性化的治疗计划来改善患者的诊疗效果。通过使用可穿戴技术和其他来源的数据，医生可以根据患者的特定需求和病史制订个性化的治疗计划。这有助于提高治疗的有效性，降低副作用的风险。可以看出，虽然元宇宙可能不会直接改变医疗技术，但虚拟现实和与元宇宙相关的其他技术的使用正在对医学领域产生重大影响，元宇宙技术在医疗技术中的这些具体应用展示了改善医疗培训、患者结果和获得医疗保健的潜力。

元宇宙可以通过为患者创造虚拟现实疗法来改变医疗技术。这些疗法可用于治疗一系列疾病，包括焦虑、抑郁和恐惧症。例如，虚拟现实疗法可以模拟暴露在恐惧或恐惧症中，使患者在可控的环境中逐渐克服焦虑。另外，3D 打印技术能够创建高度详细和精确的医学模型，其可用于手术计划、假肢开发，甚至组织工程。通过创建高度详细的患者解剖模型，医生可以更准确地计划和准备手术，降低并发症的风险，改善患者诊疗效果。

元宇宙可以被用于开发和测试新的医疗设备和治疗方法。通过使用虚拟模拟和模型，医疗设备公司和研究人员可以测试新疗法的安全性和有效性，而不需要昂贵和耗时的临床试验。这样可以加速新疗法的开发和批准，提高患者获得护理的机会。这些只是元宇宙改变医疗技术的一些具体方式。随着技术的不断进步，我们很可能会在医学领域看到元宇宙的更多创新应用。除了在医疗培训中的应用，虚拟现实也被用于临床实践。例如，在注射或抽血等医疗过程中，VR 可以通过提供让人仿佛身临其境和平静的环境来分散患者的注意力。这有助于减少焦虑和疼痛，使患者的体验更舒适。元宇宙也被用来制作患者教育材料。通过使用交互式 VR 体验，患者可以了解自己的病情、治疗方案，以及在医疗过程中会发生什么。这有助于提高患者的理解，减少焦虑，并增加对治疗计划的依从性。元宇宙还通过实现对患者的远程监控来改变医疗技术。通过使用可穿戴技术和其他设备，医生可以远程监控患者的生命体征，并跟踪病情进展。这有助于及早发现潜在的问题，并根据需要调整治疗计划，改善患者的结果。

总的来说，元宇宙正在以一系列方式改变医疗技术，从医疗培训和虚拟现实疗法到 3D 打印和远程监控患者。随着技术的不断发展，它有可能彻底改变我们处理医疗保健的方式，并改善患者的结果。通过使用虚拟仿真系统，研究人员可以模拟新药对特定疾病或病症的影响，有助于加快药物开发过程，减少对动物试验的需求。元宇宙也被用来创建更有效的医疗记录系统。通过使用区块链技术，医疗记录可以在医疗保健提供商之间安全地存储和共享，从而降低错误风险，并提高患者安全。元宇宙还被用于训练医疗应用的人工智能系统。通过使用来自医疗记录、影像和其他来源的大量数据，人工智能可以经过训练，做出更准确的诊断和治疗建议，改善患者的治疗结果。

二、元宇宙医疗与未来挑战

在未来，医疗技术将在元宇宙中面临各种挑战。我们需要解决这些挑战，以确保安全有效的医疗保健服务。这些挑战包括以下九个方面。

（1）数据隐私和安全：元宇宙将收集大量的个人和医疗数据，需要对这些数据进行保护，以防止数据泄露、网络攻击和数据滥用。元宇宙将把虚拟和物理医疗保健提供者聚集在一起，他们之间将需要有效的沟通和协调。这将需要制定新的协议和标准，用于数据交换、信息共享和患者护理管理。例如，虚拟提供者将如何与物理提供者通信，以及他们之间将如何共享患者数据等。并且，由于将收集和存储大量敏感数据，元宇宙将成为网络攻击的主要目标。元宇宙中的医疗技术需要有强大的网络安全措施，以防止数据泄露、勒索软件攻击等形式的网络犯罪，这将需要开发新的安全协议和技术，以适应元宇宙环境。

（2）医疗培训和教育：需要培训医疗专业人员如何在元宇宙中操作医疗技术，这将需要一套新的技能，如医疗程序的虚拟现实培训和在 3D 虚拟环境中操作医疗设备。此外，医疗专业人员还需要接受新的沟通和协调协议的培训，这些协议将在元宇宙中被要求使用。元宇宙中的医疗技术可能受到一系列监管框架和标准的约束，这些框架和标准可能因不同地区和司法管辖区而异。医疗保健提供商和技术公司将需要了解这些法规和标准，以确保虚拟医疗服务符合不同地区和司法管辖区的法律和道德准则。

（3）物理医疗保健集成：元宇宙需要与物理医疗保健集成，以确保患者得到协调的护理。这将需要制定新的协议和标准，用于虚拟和物理医疗保健提供商之间的通信和数据交换。此外，在确保元宇宙中的医疗技术与物理医疗设备和基础设施兼容方面，也可能存在挑战。元宇宙中的医疗技术需要能够与其他系统和技术无缝协作，以实现患者数据的共享和集成医疗服务的交付。这将需要开发互操作的技术标准和协议，以确保元宇宙中的医疗技术可以与其他系统和平台集成。解决这些挑战需要医疗保健提供商、技术公司和政策制定者之间的合作，以开发适合元宇宙独特环境的新标准、新协议和新技术。

（4）便利性与公平性：元宇宙有可能增加获得医疗保健的机会，特别是对于居住在偏远地区的患者，然而在确保所有患者都能平等地获得虚拟医疗服务方面，该技术的大规模推广可能存在困难。例如，偏远地区的患者可能无法接入高速互联网，而高速互联网是元宇宙所必需的。此外，基于收入、地理位置等因素，在获得医疗技术和虚拟医疗服务方面可能存在差异。

（5）人文关怀：元宇宙的医疗技术需要达到高质量标准，以确保患者获得安全有效的虚拟医疗服务。这将需要制定质量保证流程和标准，用于监测和评估医疗技术在元宇宙中的表现。医疗技术在元宇宙的成功将取决于患者和医疗保健提供者的信任和接受。医疗保健提供商和技术公司需要共同努力，通过和患者沟通这些服务的好处，解决患者的担忧和偏好，并提供高质量的和可靠的虚拟医疗服务，来建立对虚拟医疗服务的信任和接受度。虽然虚拟医疗服务可以提供许多好处，但它们也可能缺乏人际关怀，而这是传统医疗服务的重要组成部分。元宇宙的医疗技术需要找到方法来提供人与人之间的联系、同理心和同情心，以确保患者在他们的医疗旅程中感受到支持和关怀。

（6）用户体验：元宇宙中的医疗技术需要提供无缝和直观的用户体验，以确保患者能够轻松地导航和使用虚拟医疗服务。这将需要开发用户友好的界面，在设计时考虑到患者的需求和偏好。虚拟医疗保健服务和平台需要以直观、用户友好的方式进行设计，以方便具有不同技术专业知识水平的患者和医疗保健提供者访问。这将需要制定新的设计原则，且考虑到在虚拟环境中操作医疗技术的独特挑战。例如，医疗专业人员将如何在3D虚拟环境中操作医疗设备，以及他们将如何查看患者数据并与之交互等。

（7）跨学科合作：在元宇宙中，医疗技术的开发和实施需要医疗保健提供商、技术公司、研究人员和政策制定者之间的跨学科合作。有效的协作对于确保虚拟医疗服务的开发和提供能够满足患者需求并改善医疗结果至关重要。

（8）伦理问题：元宇宙引发了新的伦理问题，人们真切地生活在元宇宙之中，沉浸在游离在现实之上却又不超出现实的新体验之中。这些体验给予了人们全新的伦理直觉。如何应用这些新的直觉进行更好的生活。进而，如何以此为基础共同商议和构筑包含元宇宙的人类社会，如何面对这些新体验对原本社会的冲击。特别是在医疗行业这样原本就涉及复杂伦理问题的领域中，对元宇宙带来的新伦理问题的回应将成为应对未来挑战的重要一环。

（9）法规：元宇宙是一个新的领域，目前没有适当的法规来确保元宇宙中的医疗技术是安全、有效和符合道德标准的。例如，患者数据的隐私、知情同意以及在医疗保健中使用人工智能等。因此，医疗保健提供商和技术公司需要解决这些道德问题，并确保虚拟医疗服务的开发和提供符合道德原则；在国家与政府层面，也有必要制定新的法规和标准，以确保虚拟医疗服务的安全和合乎道德地提供。这将需要医疗保健提供商、技术公司和政策制定者之间的合作，以制定平衡患者安全与创新的法规。

元宇宙有潜力改变医疗保健服务，但也有一些重大挑战需要解决。元宇宙中的医疗技术必须是安全的、可获得的、合乎道德的和具有成本效益的。制定新的协议、法规和培训计划对于确保在元宇宙中安全有效地提供医疗保健至关重要。

参考文献

1.艾萨克·阿西莫夫.我，机器人 [M].江苏：江苏凤凰文艺出版社，2015 年.

2.艾萨克·阿西莫夫.机器人与帝国 [M].江苏：江苏凤凰文艺出版社，2013 年.

3.盖瑞·马库斯，杰里·米·弗里曼.哪些神经科学新发现即将改变世界 [M].北京：科学出版社，2020 年.

4.哈文波，杨德林.Dextroscope 虚拟现实技术在老年颅内动脉瘤诊断中的应用 [J].中国老年学杂志，2013，33（17）：4264-4265.

5.孙鑫，谭婧，唐立，等.重新认识真实世界研究 [J].中国循证医学杂志，2017，17（2）:126-130.

6.陶飞，刘蔚然，刘检华，等.数字孪生及其应用探索 [J].计算机集成制造系统，2018，24（第 1）：1-18.

7.田磊，岳彩宾，管欣，等.真实世界研究与随机对照试验在临床实践及卫生决策中应用的比较 [J].中国医院药学杂志，2019，39(3)：274-277.

8.薛海虹，王君，孙锟，等.应用虚拟现实技术对室间隔缺损三维超声诊断的实验研究 [J].中国医学影像技术，2005，21(2)：169-172.

9.薛少华.虚拟现实中的黑白玛丽问题 [J].自然辩证法研究，

2019，35（1）：9-14.

10. 姚书敬，李昉晔，赵艺宁，等 . 基于多模态神经影像的虚拟现实技术对三叉神经痛和面肌痉挛患者血管神经压迫的诊断价值 [J]. 中国医疗设备，2017，20（12）：7-10.

11. 蔡苏，焦新月，宋伯钧 . 打开教育的另一扇门——教育元宇宙的应用、挑战与展望 [J]. 现代教育技术，2022，No.249(01):16-26.

12. 林青，刘巧云，陈东帆 . 基于虚拟现实技术的自闭症儿童沉浸式社会适应干预系统构建 [J]. 中国教育技术装备,2022,2022（08）.

13. Baars B J. *A Cognitive Theory of Consciousness*. Cambridge: Cambridge University Press, 1993.

14. Block N. "On a Confusion about a Function of Consciousness". Behavioral and Brain Sciences 18.2(1995): 227-247.

15. Chalmers D J. "Facing Up to the Problem of Consciousness". *Journal of Consciousness Studies* 2.3(1995): 200-219.

16. ---. *The Conscious Mind: In Search of a Fundamental Theory*. Oxford: Oxford University Press, 1996.

17. Clark A, Chalmers D. "The Extended Mind". *Analysis* 58.1(1998): 7-19.

18. De Oliveira EC, Bertrand P, Lesur MER, et al. "Virtual Body Swap: A New Feasible Tool to be Explored in Health and Education." 2016 XVIII Symposium on Virtual and Augmented Reality (SVR). IEEE, 2016: 81-89.

19. Erbe D, Eichert HC, Riper H, Ebert DD. "Blending Face-to-face and Internet-based Interventions for the Treatment of Mental Disorders

in Adults: Systematic Review". *Journal of Medical Internet Research* 19(2017):306.

20. Freeman D, et al. "Virtual Reality in the Assessment, Understanding, and Treatment of Mental Health Disorders". *Psychological Medicine*. 47.14(2017):2393-2400.

21. Gibson EJ, Walk RD. "The 'Visual Cliff'". *Scientific American* 202.4(1960): 64-71.

22. Jackson F. "Epiphenomenal qualia." *The Philosophical Quarterly* 32(1982): 127-136.

23. Jackson F. "Epiphenomenal Qualia". *The Philosophical Quarterly* 127(1982): 127-136.

24. Kollins SH, et al. "A Novel Digital Intervention for Actively Reducing Severity of Paediatric ADHD (STARS-ADHD): A Randomised Controlled Trial". *The Lancet Digital Health*. 2.4(2022):168-178.

25. Lesne S, et al. "A Specific Amyloid-β Protein Assembly in the Brain Impairs Memory". *Nature*. 440(2006):352-357.

26. Li X, et al. "Music-based Casual Video Game Training Alleviates Symptoms of Subthreshold Depression". *Frontiers in Public Health*.10(2022):414-415.

27. Madani A, et al. "Large Language Models Generate Functional Protein Sequences across Diverse Families". *Nature Biotechnology*, 41 (2023): 1-8.

28. Moravec H. *Mind Children: The Future of Robot and Human Intelligence*. Cambridge: Harvard University Press, 1988.

29. Nagel T. "What Is It Like to Be a Bat?". *The Philosophical Review* 83.4(1974): 435-450.

30. Nozick R. *Anarchy, State, and Utopia*. New York: Basic Books, 2013.

31. Putnam H. *Reason, Truth, and History*. Cambridge: Cambridge University Press, 1981.

32. Putnam H. *Reason, Truth, and History*. Cambridge: Cambridge University Press, 1980.

33. Revah O, et al. "Maturation and Circuit Integration of Transplanted Human Cortical Organoids". *Nature*, 7931(2022): 319-326.

34. Rosenthal D. *Consciousness and Mind*. Oxford: Clarendon Press, 2005.

35. Sherman RE, et al. "Real-World Evidence — What Is It and What Can It Tell Us?". *New England Journal of Medicine*. 375.23(2016):2293-2297.

36. Thomson J J. "The Trolley Problem". *The Yale Law Journal* 94(1985): 1395-1415.

37. Varela F J, Thompson E, Rosch E. *The Embodied Mind, Revised Edition: Cognitive Science and Human Experience*. Cambridge: MIT Press, 2017.

38. 萌娘百科.绊爱[Z].萌娘百科, https://zh.moegirl.org.cn/%E7%BB%8A%E7%88%B1.

39. 哔哩哔哩 .BILIBILI 12 周年演讲 [Z]. 哔哩哔哩，(2021-06-26). https://www.bilibili.com/video/BV1CV411s7jd?p=2.

40. 如布科技.元宇宙+教育|教育元宇宙的挑战与展望[Z].知乎，(2022-03-09).https://zhuanlan.zhihu.com/p/478230062.

41. 中华人民共和国中央人民政府.关于数字经济的政策文件[Z].中国政府网，(2020-12-26).http://www.gov.cn/zhengce/2020-12/26/content_5575291.htm.

42. 胡喆，温竞华.什么是元宇宙？为何要关注它？——解码元宇宙[Z].新华社，(2021-11-19).https://www.xinhuanet.com/tech/2021-11/20/c_1210877493.htm.

43. 蒋媛媛.元宇宙之问 | 产业与资本为什么扎堆元宇宙[Z].澎湃新闻，(2022-08-17).https://www.thepaper.cn/newsDetail_forward_19476948.

44. 伤口世界.展望元宇宙在医疗领域中的应用[Z].知乎，(2022-02-11).https://zhuanlan.zhihu.com/p/466174494.

45. 腾讯科技.Web 3.0 和元宇宙的疯狂未来[Z].腾讯网，(2022-11-17).https://tech.qq.com/a/20221117/001232.htm.

46. MetaverseSpace.Metaverse 如何变革数字化品牌营销？ [Z].36氪，(2021-09-15).https://36kr.com/p/123456.

47. 药智网.资本抢滩布局的 AI 医疗，即将迎来上市融资潮[Z].搜狐，（2021-07-29）.https://www.baidu.com/link?url=cc2w62oi1NbwRAIkvZzy7d3uuSu4KODzjXbUaPVsX5ujvTw_WeogM8m9LknBjXMEOAGVRrEzvGjO3ND-5aj8h_&wd=&eqid=d99bb8a2000c000e0000000366b444de.

48. Bhugaonkar K, Bhugaonkar R, Masne N. "The Trend of Metaverse and Augmented & Virtual Reality Extending to the Healthcare System". *Cureus*. 12 September 2022.

49. <https://kns.cnki.net/kcms2/article/abstract?v=kxD1c6RDvBxC-WgV2otNlfMh6rPanpY6Vi-oSHsmYAgZHBQ6ERqF1HyPtMsDOrtU-G4bmMe4A68FIUNwku6BQgAOBbYr5-yjVssfCRLliqRT3nodLxKnTMfwtGPob6ICx34PmY4RKKWVaHi71ewx8U_DIgj10HK1HxPGwItuzapf2VQYSBz6RuZkrxah7kyapXRy_8sLKILlzwQUEiz-ZiTlP3UWYWln&uniplatform=NZKPT&language=CHS>

50. Edward Kost. Biggest Data Breaches in Healthcare. Upguard. 18 March 2024. 6 August 2024. <https://www.upguard.com/blog/biggest-data-breaches-in-healthcare. >

51. Understanding the DAO Attack. CoinDesk. 25 June 2016. <https://www.coindesk.com/learn/2016/06/25/understanding-the-dao-attack/. >

52. Endiatx. <https://endiatx.com.>

53. Grace Browne. "The Quest to Make a Digital Replica of Your Brain." <https://www.wired.com/story/the-quest-to-make-a-digital-replica-of-your-brain/. >

54. Jill McKeon. Biggest Healthcare Data Breaches Reported This Year So Far. HealthITSecurity. 26 June 2023. 6 August 2024. <https://healthitsecurity.com/features/biggest-healthcare-data-breaches-reported-this-year-so-far. >

55. Kemmeren LL, et al. "Unraveling the Black Box: Exploring Usage Patterns of a Blended Treatment for Depression in a Multicenter Study". *JMIR Mental Health* 7(2019）. Retrieved 6 August 2024 <https://www.wilsoncenter.org/about-the-serious-games-initiative. >

56. Metaverse in Healthcare. DelveInsight. 6 August 2024. <https://www.delveinsight.com/blog/metaverse-in-healthcare. >

57. National Center for Biotechnology Information. 6 August 2024.

58. <https://pubmed.ncbi.nlm.nih.gov/33334505/. >

59. News and Information. "SnowWorld Exhibit to Open at Smithsonian's Cooper-Hewitt Museum." University of Washington. Retrieved 6 August 2024 <https://www.washington.edu/news/2006/10/05/snowworld-exhibit-to-open-at-smithsonians-cooper-hewitt-museum/?menu2=. >

60. Proximie. <https://www.proximie.com/. >

61. Skalidis I, Muller O, Fournier S. "CardioVerse: The Cardiovascular Medicine in the Era of Metaverse". *Trends in Cardiovascular Medicine*. May 2022. <http://www.semanticscholar.org/paper/cfc69687669c15ddac219954512b2a0234d24ace>

62. Theresa Fleming, Mathijs Lucassen, Karolina Stasiak, Kylie Sutcliffe, Sally Merry. "Technology Matters: SPARX Computerized Cognitive Behavioural Therapy for Adolescent Depression in a Game Format." Wellington University. February 2021. Retrieved 6 August 2024 <https://openaccess.wgtn.ac.nz/articles/journal_contribution/Technology_Matters_SPARX_computerised_cognitive_behavioural_therapy_for_adolescent_depression_in_a_game_format/13519967. >

63. Thumby. <https://thumby.com.>

64. Voracy Fish. Genious Interactive. 6 August 2024.

65. <https://www.genious-interactive.com/portfolio/voracy-fish/.>

66. Winnicott DW. "Playing and Reality". *Routledge Classics.* November 2005

67. <http://www.socolar.com/Article/Index?aid=100020730874&jid=100000008166>

68. Wu TC, Ho CTB. "A Scoping Review of Metaverse in Emergency Medicine". *Australasian Emergency Care.* August 2022.

69. <https://pubmed.ncbi.nlm.nih.gov/35953392/>.

70. Skalidis I, Muller O, Fournier S. "CardioVerse: The Cardiovascular Medicine in the Era of Metaverse". *Trends in Cardiovascular Medicine.* May 2022. <http://www.semanticscholar.org/paper/cfc69687669c15ddac219954512b2a0234d24ace>.

图书在版编目（CIP）数据

元宇宙医疗 / 栾国明，鲁晓寅，薛少华著 . -- 北京：
中译出版社，2024.9
ISBN 978-7-5001-7682-4

I. ①元 … II. ①栾 … ②鲁 … ③薛 … III. ①信息化
—应用—医疗卫生服务—研究 IV. ① R197.1-39

中国国家版本馆 CIP 数据核字 (2023) 第 244221 号

元宇宙医疗
YUANYUZHOU YILIAO

出版发行：中译出版社
地　　址：北京市西城区新街口外大街 28 号普天德胜大厦主楼 4 层
电　　话：010-68359719
邮　　编：100088
电子邮箱：book@ctph.com.cn
网　　址：www.ctph.com.cn

策划编辑：刘香玲
责任编辑：刘香玲
文字编辑：赵婷婷　　张佳萱
营销编辑：黄彬彬
排　　版：冯兴

印　　刷：三河市国英印务有限公司
经　　销：新华书店
规　　格：710 mm×1000 mm　1/16
印　　张：16.25
字　　数：210 千字
版　　次：2024 年 9 月第 1 版
印　　次：2024 年 9 月第 1 次

ISBN 978-7-5001-7682-4　　定价：69.00 元